心理社会的プログラムガイドブック

前 帝京大学医学部精神神経科学講座主任教授

池淵恵美

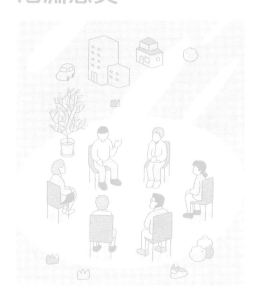

医学書院

心理社会的プログラムガイドブック

発　行　2024年4月1日　第1版第1刷©

著　者　池淵恵美

発行者　株式会社　医学書院
　　　　代表取締役　金原　俊
　　　　〒113-8719　東京都文京区本郷1-28-23
　　　　電話　03-3817-5600(社内案内)

印刷・製本　アイワード

　心理社会的プログラム(心理社会的治療)というと，皆さんは心理教育やSST(社会生活スキルトレーニング)などをすぐに思い浮かべると思います。さまざまなプログラムが開発されて効果が検証されていますし，日常的に見聞するありふれた実践と感じているかもしれません。ですが，多様な心理社会的プログラムがそれぞれどのような目的を持っていて，どのようなプログラムを選択したらよいかについては，今まで体系的に整理されてこなかったように思います。特に食事会や，絵画などの芸術療法(アートセラピー)，園芸療法などのように，古くから行われ，おなじみの活動にもかかわらずエビデンスが不十分なプログラムについては，その意義がわからないと感じる人が多いと思います。身近なプログラムでありながら，どのような目的や効果を期待できるのか，これまでの教科書では明確に書かれていませんでした。そうした曖昧さのために，薬物療法や個人精神療法が精神障害の治療の中で明確に位置づけられている一方で，心理社会的プログラムは「余裕があればやったほうがよいと思うが，忙しくて人手がないので無理」などと軽視されていないでしょうか。薬物療法が1日3回の基本の食事だとすると，心理社会的プログラムはおやつのような扱いに甘んじているように感じられます。

　なお，本書で取り上げるプログラムは心理社会的治療と総称されることが多く，心理社会的プログラムという言い方はなじみが薄いかもしれませんが，必ずしも狭義の医学的もしくは心理社会的な治療には分類されていないけれども，リカバリーに役立つ活動がいろいろあるところから，それらを含むものとして，本書では心理社会的プログラムとしています。そして，必ずしも「おやつ」ではなくて，豊かな回復を目指す大切なプログラムであることを強調してお

きたいと思います。

　ここ20年で急性期病棟が増え入院期間が短縮され，外来ではアウトリーチが盛んになるにつれ，集団で実施することが多い心理社会的プログラムは影が薄くなってきています。本書ではまず「誰のために」「何を目的にして」「どのような内容」のプログラムを行うのか，筆者なりの整理をお目にかけようと思っています。皆さんが，現場で心理社会的プログラムを根拠を持って選択し，明確な目的を持って実施できるようになることが本書の目標です。そのためにプログラムを4種類に分類して，それぞれの使い勝手やエビデンスなどをまとめてみました。皆さんの普段の実践に役立つことを切に希望しています。ぜひ読後の感想を教えてください。

2024年2月
精神疾患を持つ人たちを日々支えている多くの人たちへ

池淵恵美

こんなとき，どうする？　**Q&A**

COLUMN

第 1 章

心理社会的プログラムは何のために必要なのでしょうか？

心理社会的治療（本書では「心理社会的プログラム」と呼びます。理由は後述します）とは，どんなものなのでしょうか。改めて考えると，案外よくわかっていない感じがするかもしれません。筆者は精神障害の人たちが社会参加できるようにサポートする上で，いろいろなプログラムを活用してきました。

　薬物療法では幻聴などの精神症状の改善を目指します。個人精神療法では今現在の不安や目標，過去から連なる自分の中にある悩みや迷いなどに対応していきます。そして心理社会的プログラムは，友達を作ったり，自分にふさわしい仕事を探したり，家族との関係を改善したり，社会の中で自分らしく生きていけるように，必要な意欲と希望を育んだり，知識やスキルを学んでいくためのものです。心理社会的プログラムにはいろいろな種類があり，やり方も多岐にわたるので，なかなか全体像がみえにくいと思います。本書はその全体像がみえるように，コンパクトにまとめたものです。なお心理社会的治療という呼称のほうが一般的と思いますが，たとえばスポーツであったり，お料理であったり，必ずしも狭義の「治療」とは考えにくいものもありますので，ここでは少し耳慣れないかもしれませんが，心理社会的プログラムという呼称を採用しています。

　精神障害の人たちがリカバリーに向かっていくときに，私たち専門家がサポートできる手段として，薬物療法をはじめとする生物学的治療，個人精神療法，心理社会的プログラムの3本柱があります。心理社会的プログラムは種類がたくさんありすぎて，どのプログラムを利用するとよいのか，迷ってしまう人は少なくないと思います。ともすれば新しく出てきたプログラムは効果がありそうなので乗り換えていく，ということになりがちと思いますが，ずっと廃れないで使われ続けているプログラムもあります。そもそも心理社会的プログラムは人手も時間も必要ですし，場所も確保しないといけませんし，中にはスタッフがトレーニングを受ける必要のあるものもありますから，簡単ではありません。だからこそ，リカバリーに役立つプログラムのどれをどのように使っていくかという知識や

スキルが求められます。

　筆者のこれまでの経験をもとに，具体的な提案をしたいと思い，本書を書くことにしました。読者の皆さんのお役に立つことができれば幸いです。

心理社会的プログラムと精神障害リハビリテーションはどこが違うのでしょうか

　拙著[1]では，リハビリテーションの原義について，「権利，名誉，尊厳の回復」であると紹介しています。権利をはく奪された人が，後年名誉の回復と復権がなされる場合に，リハビリテーションと呼ばれてきました。

　近年の精神障害リハビリテーションでは，精神障害のために社会生活や人としての生き方を阻害されている人たちの社会参加を目指すことがミッションであり，そのための手段として，医学的リハビリテーション，教育的リハビリテーション，職業リハビリテーションなどがあります。かなり広い概念で，たとえば障害を持つ人が暮らしやすくなるために，環境への介入や権利擁護など，復権のためのさまざまな支援が含まれてきますが(広義のリハビリテーション)，一般的には障害に対する医学的なアプローチ(医学的リハビリテーション：たとえば精神症状への対処法の学習)を指すことが多いと思います(狭義のリハビリテーション)。定まったプログラムがあるわけではなく，個々の人たちの状況に合わせて計画・実施されます。

　それに対して，心理社会的プログラムは，社会生活スキルトレーニング(SST)のように，社会参加を後押しするために，知識やスキルや意欲や自己価値観の改善などを目指して，特定の獲得目標の学習や活動を行うものです。「心理社会的」とあるのは，個人のこころ

の回復が社会参加の改善につながっていくことを含意しており，ま
たこころと社会との相互作用がさまざまな影響をもたらすことを活
用して，治療目標を目指します。こころの探求と新たな生き方を目
指す個人精神療法(または心理療法)とは目的が異なります。治療の一
部として行われるものもありますが，たとえば家族心理教育のよう
に，家族のリカバリーが目標となるプログラムもあります(もちろん
その結果として当事者にもよい影響があるわけで，家族心理教育の再発防止ま
たは再発遅延効果は有名ですね)。また運動や作業などの身体活動を
行って個人の作品や所属する集団の仲間との交流を楽しむプログラ
ムもあります。そしてそれぞれのプログラムの背景には，生物・心
理・社会的な理論があり，それに基づく介入技術が定式化されてい
て，実施する時間数や参加する対象者の人数も決まっています。そ
して介入の標的の改善効果が臨床研究によって実証されているもの
が多いです。

　近年はリカバリーという言葉が多用されています。単に病気から
の回復だけではなく，こころの回復と成長や，社会生活の向上，そ
れに伴う人生と自己に対する満足感の増加などが含まれている言葉
です。薬物療法で症状がよくなったとしても，必ずしもリカバリー
が達成されるわけではありません。そこに心理社会的プログラムの
出番があります。

　もう少しイメージをつかんでいただくために，具体例をみてみた
いと思います。なお本書で紹介する事例はいずれも，筆者がたくさ
んの当事者の方たちから学んだことをもとに創作したもので，特定
の個人を紹介しているわけではないことを初めにお断りしておきま
す。

初めから「仕事がしたい」と いっていた雅子さん

＊　太字が心理社会的プログラムです

　雅子さんは手がかからなくて育てやすい子供だったと母親はいっています。発育は順調でしたが，一人遊びが好きだったそうです。小・中・高校と成績は中位でおとなしく，特に問題はないといつも担任の先生にはいわれていました。仲よしの子が世話してくれる形で皆の輪の中に入っていました。専門学校で秘書としての技能を学んで就職しましたが，初日から仕事について質問できないでかたまっている，お昼休みも自分の机でじっとしている状態で，試用期間だけで解雇になってしまいました。このころ，会社の人たちに見張られている，家でも会社の人が盗聴しているなどと訴え，夜も眠れない様子だったために，母親が心配して精神科に連れてきました。

　診察室ではもっぱら母親が話をして，雅子さんは表情乏しくじっとしており，質問するとごく簡単な返事をする状態でした。ただ「どんなふうによくなりたいですか？」とたずねると，「仕事したい」と小さな声ですが，はっきり答えました。少量の抗精神病薬の投与で精神症状は速やかによくなりましたが，家でずっとパソコンの前に座ってじっとしている状態でした。当初は統合失調症を疑いましたが，回復してきてもコミュニケーションの乏しさがあり，知的な障害はない自閉スペクトラム症の可能性がありました。

　母親から「もっと皆と交われるようになってほしい」との希望が出され，雅子さんも同意して，**デイケア**に参加することになりました。仕事がしたいというだけあって，遊びのプログラムは苦手で，仕事があるプログラム，具体的には**料理**の時間に参加して，頼まれるといわれた通りに野菜を切ったりしていましたが，それが終わる

とじっと立っているだけで，周りの人たちをみようとはしません。**スポーツ**も好きでバレーボールのチームに参加し，サーブやレシーブは上手なので，チームメイトには頼りにされていましたが，雅子さんから声をかけたりはしていませんでした。「仕事のために役立つ」と SST を勧めましたが，がんとして参加しませんでした。

　デイケアスタッフは今のままでは会社で働けないだろうと考え，悩んだ末，雅子さんの好きな料理のプログラムで，リーダーをやってみることを勧めました。対人的な交流や関心を育てようとしたのです。スタッフの後押しを受けて，「買い物に行ってもらえる人はいませんか」「皆さんお皿を出してください」などと声かけをしていましたが，個人面接で聞いてみると，「スタッフに教えてもらったからやった」ということで，本人のスキルにはなっておらず，達成感もないようでした。パソコンのスキルが高いということで，**デイケアニュースの作成係**を頼まれましたが，スタッフのアイデアで，雅子さんの好きなスイーツを紹介するコーナーを設けたところ，雅子さんの知識に皆が感心し，人気のコーナーになりました。それには雅子さんもうれしそうにしていました。

　雅子さんはデイケアでは皆勤で，いわれた仕事をきちんとこなすことは皆が認めるところでしたので，就労支援の一環として，**VCAT-J**(Vocational Cognitive Ability Training by Jcores)と呼ばれる**認知機能リハビリテーション**（週 2 回 1 時間のパソコンゲームを使用したセッションと，週 1 回学んだ認知機能をリアルワールドで活用するための言語グループがあり，全部で 12 週間のプログラム）に参加してもらいました。彼女は集中力や遂行能力が高いので，神経認知機能の問題は小さかったのですが，仕事の前に好きなことで自信をつけることといっしょに得意なこと・苦手なことを確認していくことを目標にしました。期待通り，雅子さんは頼まれるとゲームのポイントなどを皆に教えたので，雅子さんは頼りにされ，少し周りの人たちとの関わりが生まれました。また自信がついてきて，会社を解雇になったつらい体験を払しょくできたようで，苦手なこともしっかり話して

くれるようになりました。

　働きたいという本人の思いに沿って，スタッフが書類の仕分けのアルバイトを探してきました。きちんと仕事はしていたようですが，「周りの人とあいさつもしない」といわれて，継続雇用にはつながりませんでした。その後も仕事の面接に行っても，表情も言葉も乏しいところから，採用されないことが続き，その間デイケアで料理のプログラムに参加することが続いていました。そこでハローワークのベテラン相談員に相談したところ，「今まで障害者雇用を行ったことがなくてハローワークからの指導が入っている企業で，よく事情を話すので働いてみないか」という話がありました。雅子さんもパソコン入力の仕事ということで気に入って応募することになりました。上司が明るい女性で，何くれとなく雅子さんの面倒をみてくれ，雅子さんが聞かなくても済むようにてきぱき指示を出してくれました。朝礼に出ないということだったので，「朝礼も給料のうちですよ」と働きかけてもらいました。その後も順調に仕事に慣れ，皆勤賞をもらい，会社帰りに新しいスイーツをみつけて，デイケアニュースに投稿して楽しんでいます。

　雅子さんはデイケアを利用したことによって，社会生活の特徴がとてもよくわかり，彼女に合う仕事を探すことができました。苦手なことはがんとしてやらないけれど，好きなことには力を発揮するので，その特性を生かして成功することができました。スイーツの記事を周りの人からほめられたことは，雅子さんが周囲に関心を持つよいきっかけでした。デイケアは模擬社会ですが，参加者の力を引き出すように活動を工夫しやすいので，少しでも自信をつけてもらいたい人に利用してほしいプログラムです。ぜひ雅子さんにSSTにも参加してほしいですが，苦手なので嫌だそうです。雅子さんには周りと仲よくする動機が乏しいのです。こういうことが実践の現場ではよくありますが，本人の希望を大切にしないと，学習が進まないどころか，かえって嫌いになってしまうリスクがあります。反対に雅子さんにとっての認知機能リハビリテーションのように，ま

ずは得意なことで力を伸ばしていき，周囲にも認めてもらえると，社会性が(少しだけ)芽生えてきますし，苦手なことを受け入れられるようになります。

皆に認められることで 力を伸ばした芳雄さん

　芳雄さんは高校在学中に統合失調症を発症し，入退院を繰り返して高校中退となってしまいました。中学まではまじめな秀才と周りからも評価されていただけに，芳雄さんの挫折は大きなものだったと想像されます。長男で家業の工務店を継ぐつもりで勉強してきたので，次男が大学を卒業して家の手伝いを始めると，ますます具合が悪くなり，ずっと引きこもりの生活でした。活発な幻聴があり，「病気ではないから病院に行くな」といわれて，通院途中で引き返してしまうこともありました。心配した主治医が，外来で実施されている「病気の勉強会」(心理教育：週1回，1時間，全部で20回，参加者25人)への参加を勧めました。「最新の医学知識が学べるよ」という主治医の言葉が芳雄さんの向学心にヒットしたようでした。

　わかりやすいテキストを使って，統合失調症の症状や経過，治療などを学んでいくのですが，グループに分かれてお互いの経験を共有したり，質問したいことを用意してきて皆で順番に質問したり，病気になったときの気持ちを仲間と話し合ったり，副作用の中でも話しにくい性機能への影響について，男女それぞれのグループに分かれて話し合ったりするなど，スタッフはなるべく双方向の進行をこころがけていました。芳雄さんは皆勤で，よく発言もし，優等生の参加ぶりでした。ほかの参加者の意見に対して，「それはきっと幻聴だね」といいつつ，「自分は皆とは違って病気ではないから，本

当は薬もいらないんだけどね」などと矛盾したことをいっていました。もともと成績はよかったのですが，自己認識の障害や社会認知機能の障害が目立っていました。参加者に司会役を頼むと，芳雄さんはよく手を挙げて引き受けました。そうした芳雄さんの参加ぶりから，「病気の勉強会」が終了したあとに，スタッフは VCAT-J への参加を勧め，パソコンゲームが得意だった芳雄さんはこれも喜んで参加し，言語グループではしっかり意見を述べ，皆から一目置かれていました。そんな中で精神症状や自分の家庭内で置かれている状況を少しずつ受け入れるようになってきました。これには，お母さんが家庭の中で芳雄さんの立場を配慮するように弟夫婦に働きかけてくれたことも大きかったようです。義妹がやさしい人で，お店のことなども何かと芳雄さんに意見を求めてくれました。そしてすでに障害者就労をしている先輩たちの体験を聞く会に参加して，自分も**障害者就労**（職業リハビリテーション）で働こうと決心しました。

　就労移行支援事業所に通って，実習体験などで，初めて実際の職場を経験するうちに，芳雄さんの中で現実に働きたい仕事がみえてくるようになり，全国にチェーン店を持つ衣料品会社に就職し，今ではお店のバックヤードで働いています。新しいコンセプトで流行を作り出し，若者に人気があることにひかれたようです。真面目で意欲のある芳雄さんは就職面接を突破し，高い競争率にもかかわらず希望の会社に入ることができたのです。ところが初めの 2 年ほどは，しばしば「社長さんがお店をやめるようにいってくる」と店長に訴えて，臨時受診することがありました。ジョブコーチや店長さんと相談してみると，ミスをしたときにやめさせられるのではと不安になることが引き金になって幻聴が生じているようでした。そこで店長さんにお願いして，「芳雄さんのおかげでバックヤードがいつもきれいになっているので助かっています」と皆の前でほめてもらうようにしました。またジョブコーチからも，ミスをしたときの職場での行動を確認してもらい，芳雄さんがきちんと謝罪していることを確認しました。それでも芳雄さんは表向き元気でも内心では

自信がなく，時々「やめさせられる」と訴えたため，主治医に勧められて，**幻聴への対処グループ**に参加しました。

　ところが市役所で発行している冊子に，障害者就労の優良事業所ということで，芳雄さんの例が取り上げられ，笑顔の写真とともに，店長さんの「芳雄さんが来てからお店がきれいになりました」という談話が載りました。芳雄さんが外来に持参してくれたので，大いに驚いて称賛し，いっしょに喜び合いました。それ以来，芳雄さんは「やめさせられる」といわなくなったのです。

　この事例では，主治医から芳雄さんが元気になりそうなプログラムを勧める形で少しずつステップアップしました。いくつかの心理社会的プログラムを利用しましたが，いずれも芳雄さんの好みを考慮しており，その上で芳雄さんの力を引き出すことに力がそそがれました。挫折感が大きくて，プライドがすぐ傷つき具合が悪くなるパターンでしたが，周囲の人たちの温かい協力があり，しっかり長所が発揮されると同時に，彼の新しい，そして現実的な人生の目標がみえてきたのです。その中でずっと「自分は病気ではない」といっていた芳雄さんも，幻聴への対処法（精神症症状への認知行動療法）をやってみようという動機が生まれ，実行できるようになりました。

運動がきっかけで
意欲を取り戻した竜太さん

　竜太さんは小さいころは元気いっぱいのわんぱくで，外で走り回って遊んでいました。しかし小学校の高学年のころから，友人とうまく付き合えないと感じるようになり，だんだん1人でいる時間が増えました。その場で話していることがうまく理解できない，皆が冗談をいって笑っていても，自分には何でおかしいのかよくわ

からない。仕方なくいっしょに笑っていても，顔が引きつるような感じで，その場にいることがつらくなる状態でした。そのうちに自分に自信が持てなくなり，「ほかの人と違う自分」に悩んで，自室に引きこもるようになりました。

　何とか休みながらも中学校は卒業し，通信制の高校に入りましたが，なるべく大勢の人がいる場を避けていました。高校卒業後は行く場を失い，趣味のコミック雑誌を買いに行く以外は，自室で過ごすようになり，何年もそうした生活が続きました。外に出ると，周りの人が気になって緊張してしまい，疲れてしまうのです。

　母親が近くのクリニックに相談して，訪問診療が開始されました。幸い竜太さんのところには若くてスポーツが好きな男性スタッフが来てくれて，初めはいっしょにサッカー中継をみながら話をしたりするうちに，少しずつ楽にいっしょに過ごせるようになりました。運動不足の竜太さんを心配して，スタッフの提案でいっしょに近くの公園を**ジョギング**することになりました。だんだん走る距離を伸ばしたり，お互いのタイムを計ったりして続けていくうちに，スタッフに勝つことも出てきました。そして汗をかいたあとのシャワーが爽快で，久しぶりに解放感を味わいました。

　竜太さんに意欲が出てきたのをみて，スタッフがオンラインで行う **SST** を勧め，会話への入り方や，友人との会話などの練習をしました。竜太さんはもともとわんぱく仲間と遊んでいましたので，そのころの楽しさを思い出しながら練習し，さびついていたコミュニケーションの力を取り戻していきました。次のステップとして，スタッフと竜太さんは，デイケアで行われている**社会認知のトレーニング**に参加することを考えています。

　このようにみてくると，心理社会的プログラムをどう活用するかがみえてきたのではないでしょうか。

■ 本人の得意なこと，好きなことからまずは参加を勧める。持って

いる力が引き出されることで，自信や意欲や自尊心の回復が図られる。社会に出ていくときに挫折した人たちにとって，最初のステップがうまくいかないと，引きこもり（自閉的な生活）になりやすく，精神症状も改善しない。

- 初めは身体活動が中心のプログラムがやりやすい。スポーツでめいっぱい体を動かして汗をかくなど，身体活動を中心にしたプログラムは，参加者の心身の活性化と意欲の回復に役立つ。スポーツが終わった後，グラウンドから外来へ戻る途中で，スタッフに素直な気持ちが話せるようになるといった変化がみられる。

- 精神障害を発症したことで自分の殻に入ってしまった人も，何か力を発揮することで仲間からの評価が得られると，社会的な関心が芽生えてくる。本人が達成感を持つことができると，社会参加してみようという意欲が高まる。

- デイケアなどの居場所や仲間の存在は，引きこもりなどで社会から孤立していた人にとって，大きな支えになる。

- リアルワールドでの現実的な目標がみつかると，そこで何をしたいか現実的に考えられるようになり，その中で必要な知識やスキルの学習が役立つことになる。たとえば持続症状への対処練習も，自発的に自分なりの対処法を探して実行できるようになる。リアルワールドで仕事などの活動が始まると，支援者の力を借りながら，そこでぶつかる壁に取り組むことができるようになる。

　リカバリーへの道筋の中で，心理社会的プログラムがどのように効果を発揮するか，眺めてみました。次の章では，さまざまな心理社会的プログラムの特徴や使い勝手について考えてみたいと思います。そしてそれをもとに，改めて心理社会的プログラムをどう使っていくか，提案していきます。

文献
1）　池淵恵美：こころの回復を支える　精神障害リハビリテーション．医学書院，2019

第 2 章

どんな心理社会的
プログラムを
知っていますか?

**心理社会的プログラムを
分類してみましょう**

　心理社会的なプログラムには多様なものがあります。それこそ
100年以上前から行われていた作業療法もあれば，最近開発され
たバーチャルリアリティの空間を利用したコミュニケーション練習
もあります。遊びの要素が強いものも，精神症状や認知機能の治療
を目指すものもあります。エビデンスが明確で，治療ガイドライン
で推奨されているものもあれば，エビデンスはあまりないけれど皆
に好まれてよく使われているものもあります。どんなプログラムが
あって，どのような持ち味があるか，まずは考えてみましょう。

　次の4つの軸によって，多様なプログラムをタイプ分けするこ
とができ，リカバリーの過程に沿ってどのようなタイプのプログラ
ムを提供することが望ましいか，考えることができます。

❶**どんな手段を用いるのか**：体を使うもの（スポーツ，音楽や絵画な
　どの芸術療法，料理などの日常的な活動を含む）なのか，言葉でのや
　り取りなのか

❷**プログラムの目標がどこに置かれているか**：作品を作る，新た
　な知識を学ぶなどの課題達成が目標なのか，それとも対人交流
　を楽しんだり，相手や自身の気持ちや考えを理解したりするこ
　とが目標なのか

❸**参加人数**：スタッフと参加者の1対1，数名の小集団，数十名
　の大集団など

❹**運営の主体**：スタッフ（専門家）が主導する，参加者が役割を
　持って運営する，スタッフと参加者が共同で運営するなど

ここに述べた 4 つの軸で分類することで，さまざまなプログラムがどんな特徴を持っているか整理することができます。たとえばバレーボールであれば，身体運動が手段になり，お互いにトスをし合うことによって筋肉の強化や視空間認知の回復を目指すことも，2 チームに分かれて試合をすることにより仲間同士で協力する練習もできます。地区対抗大会に出場して，自分の役割を果たし，帰属感を高め，参加した個々人が達成感を得ることが目標になることもあります。スタッフと 1 対 1 でボールのやり取りを楽しむのは，複雑な協力が必要なチーム練習よりずっとシンプルで回復途上の人に向いていると思います。スタッフが声かけして整然と練習が進む場合には参加する人の安心感があるでしょうし，当事者が練習内容を決めて進行役を務める場合には，よりリアルワールドの体験に近づき，当事者の社会機能が鍛えられたり，自己価値観や意欲が向上したりするかもしれません。このようにどんな運営の仕方をするかによって，同じプログラムでも，得られる効果や目標が異なってきます。したがってバレーボールを取り上げても，4 つの軸それぞれをどう設定するかによって，ずいぶんと向いている人が違ってくるのです。

　もう 1 つの例として，料理のプログラムは，わいわい楽しんでカレーを作って食べることもできますし，一人暮らしのための簡単メニューの練習もできます。大勢でも，1 人でも実施は可能です。カレーであれば誰しも 1 度は作ったことがあるでしょうし，スタッフは後ろに引いて，皆が協力し合うのを見守ることもできますし，集団に参加して間もない人が皆の中に入っていくことをサポートするために，そばでいっしょに作業をすることもあるでしょう。ジャガイモの皮の剥き方をスタッフが教えることもあります。まだ退院したばかりで，日常生活の力がかなり低下してしまっている人が玉ねぎを芯までむいてしまうなど，漫画の世界のような出来事も起こります。強迫症状の人は，確かに塩を入れたか自信が持てないために，余計に塩を入れてしまい，料理が食べられなくなったこと

もありました。コミュニケーションが苦手で自分から動けないので，指示をもらうまでずっと立ち尽くしている人もいます。

　料理の本の多くは2人前や4人前の分量が紹介されていますが，そこから15人分の調味料をどう計算するのか，混乱してしまう人もいます。高校を卒業した人でもそのような混乱を起こしますので，やはり精神障害によって能力が低下していると考えざるを得ません。また精神障害への脆弱性として，もともとの知的能力の低さが挙げられていますし，幼児期の逆境体験も脆弱性を高めます。恵まれない幼児期を送った人では，当然家庭で学ぶべき事柄がすっぽり抜け落ちている人もいます。もともと苦手だったかもしれないし，登校できなくて引きこもっていたので年齢相応の学力がついていない場合もあります。

　このように，料理のプログラム1つをとってもいろいろな使い方ができ，当事者が自分自身の力を知ることにも使うことができます。私たち専門家は，なるべく本人が力を発揮できるように，そして徐々にリカバリーに向かうことを期待して，できることを担当してもらったり，うまくいくようにさりげなく手助けしたりすることが大事な仕事になります。このあたりのスタッフの役割は第5章で詳しく述べたいと思います。

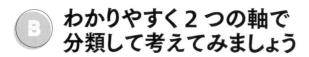

Ⓑ わかりやすく2つの軸で 分類して考えてみましょう

　❶どんな手段を用いるのかと❷プログラムの目標がどこに置かれているかの軸でプログラムを整理してみると，図のようになります。

　これはプログラムの特徴をわかりやすく把握するために，筆者が分類したものです。実際にはさらに，❸，❹の軸が加わるので，そ

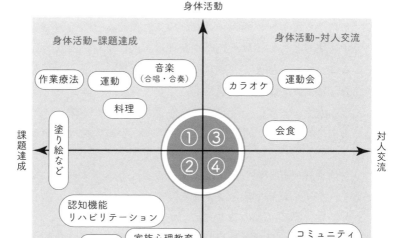

図　2つの軸によるプログラムの分類

れによって図の中の位置は変わってきます。複雑になってきますので，とりあえず2つの軸で心理社会的プログラムを分類してみます。

　それでは図に沿って，4つの領域に分類されたプログラムの特徴を考えてみましょう。実施される頻度の高い領域から順番に進めていくことにします。

　①「**身体活動-課題達成**」の領域は，病棟やデイケア，福祉事業所などで最も活用されているプログラムがたくさん含まれています。作業療法は，当事者の興味や能力に合わせて作業の内容を工夫できますし，マイペースでコツコツ仕事をしやすいので，周りに気を使

う必要が少なく，対人交流が苦手な人には参加しやすいプログラム
です。したがって集団に導入するためのプログラムとして利用しや
すいです。注意したいのは，運動や料理は，人によって得意・不得
意があることです。加えて運動は，たとえば卓球やキャッチボール
は集団を意識しなくてもできますが，たいていはチームプレイなの
で，苦手な人もいます。そういうプログラムは，スタッフが一方的
に勧めるのではなく，当事者が自分で参加/不参加を選択できる形
にするとよいと思います。試合で走り回って，チームに貢献するこ
とで，自信や達成感が得られて，元気になる人もいます。苦手な人
はチアリーダーを買って出ることもありますね。

　なお，特に作業療法士の皆さんはすでにお気づきのように，本書
では作業療法を狭い意味で使用しています。作業療法というと，①
「身体活動−課題達成」の領域や②「言語−課題達成」の領域のプログラ
ムを広くカバーしていると一般的には考えられています。作業療法
士は専門家になる過程で，その幅広いプログラムについてトレーニ
ングを受け，実施経験を積んでいます。ただ，本書では作業療法を
そのまま広くとらえてしまうと，個々のプログラムの差異やうまみ
がみえてこない可能性があるので，あえて狭く作業療法をとらえて
記載しています。

　②「言語−課題達成」の領域のプログラムは，その多くにエビデン
スが明確にあり，治療の一環として処方されます。どんなときに，
どんな人が利用するとよいかについては，次章(→ p.63)で改めて述
べたいと思います。

　エビデンスがあるプログラムは，病状の改善や社会に戻っていく
ための知識やスキルを身に付けるために設計されています。もちろ
ん有用であるけれど，ここまで読んでくださった方は，リカバリー
のために必要なのはこれらのプログラムだけではないと気づいてく
ださっていると思います。

　③「身体活動−対人交流」の領域は，主に身体活動をしながら周り
の人たちとの交流を楽しむプログラムです。社会一般に皆で楽しむ

ときによく使われるおなじみの活動が多いと思います。ところがこれまでの社会経験に乏しい人だと、楽しみ方がわからずに「壁の花」になってしまったり、抑うつ症状が強い人だと、そもそも楽しい感情が感じられず、むしろ苦痛になることもあります。自閉スペクトラム症の人の中には、こうしたにぎやかな会を避ける人もいます。そのため、参加する当事者の人たちが参加してどう行動するか想像力を働かせて、準備やスタッフの配置を行う必要が出てきます。

　④「言語−対人交流」の領域は、精神障害を持つ人にとっては③「身体活動−対人交流」の領域よりも苦手な人が多いと思います。その反面、言語による交流に制限されるので、集団精神療法など、お互いの関係性やこころの中に深く入っていくことができます。スタッフは専門的なトレーニングを受けて、こうしたプログラムを実施できるようになります。

　現在は、エビデンスのあるプログラムを提供することが要請されていると思いますが、エビデンスが不確かであるにもかかわらず広く実施され、多くの人に好まれているプログラムについてはどう考えたらよいでしょうか。もし当事者の人たちで人気投票したら、こうしたプログラムにも票がたくさん入ると思います。楽しいとか、元気になるとか、緊張しないで済むとか、いろいろな理由が挙げられるでしょう。それは医学的な回復だけではなく、当事者が感じている回復(パーソナルリカバリー)が得られるからだと思います。

　これまでエビデンスは医学的視点、たとえば服薬遵守率が高まるとか、再発が減少するといった視点から作られてきましたが、近年では、当事者視点の主観的な効果がそれと同等に重要であることが強調されるようになりました。当事者の視点に立てば、これまで実証されてこなかっただけで、実はしっかりとした効果があるのかもしれません。そしておそらくは当事者1人1人に、自分の好きなプログラム、自分の回復に役立つプログラムがあると思います。そうした考え方や価値観が明確になってくると、これまで何だか光

の当たらない存在だったプログラムももっと大手を振って使われるようになると思います。

　いずれにしても，とりあえずプログラムがあるから参加してもらおうではなく，個々の人たちがどんな活動によって回復していくかという設計図を描いて，それに沿ってプログラムを運営することが理想です。もちろん実際には，個々人に沿って心理社会的プログラムを組み立てていくことは難しいかもしれませんが，参加した人のリカバリーが促されていくことが心理社会的プログラムの実施目的であり，プログラムがにぎやかに実施されて楽しい雰囲気だったといった，集団からの視点ももちろん重要なのですが，心理社会的プログラムは第1に個人のために用いるものだという視点を忘れないでください。

グループのサイズ（参加人数）

　心理社会的プログラムは小グループで実施するイメージがありますが，実際はスタッフと参加者の2人で行う場合から，それこそ40人といった学校の1クラス分に近いサイズまでさまざまです。

　集団を作ることはヒトの習性ですが，周りの人の気持ちや，自分の置かれている状況について把握する能力が要請されます。社会脳とも呼ばれる脳機能で，脳の大きさと群れの大きさはある程度相関することが知られています。ところが自閉スペクトラム症や統合失調症，知的発達症などではこうした脳機能の障害がみられるために，うまく集団の中でふるまうことができないことがあります。

　筆者が東日本大震災の被災地を訪問した際に，避難場所となっている体育館で，ほかの人たちとは離れて1人だけ体育館の玄関で

寝泊まりしている人がいました。震災の前までは，親と暮らしていて，会社に勤めており，口数が少なく偏屈ではあっても，真面目な人だと思われていました。ところが体育館という，周りとの距離が近い環境で，普段と異なる行動をとる必要が出てきたときに，その人はどうしていいか混乱してしまい，自分の殻に引きこもってしまいました。おそらくは自閉スペクトラム症の人で，知的能力は保たれており，親や友人の保護もあって破綻せず生活してきていたのが，新たな事態に直面して，「障害 disability」が露呈してしまったのだと思います。そうした人たちにとっては，皆の中に入っていって世間話をするよりも，パソコンを操るほうがよほど簡単です。

　したがって，まずは1対1で，少しずつ機能の回復（または新たな学習）を図っていくことが必要になってきます。急性の昏迷状態から回復してきた統合失調症の人が，ぼんやりベッドに腰かけて終日過ごしているようなときには，受け持ちスタッフ（医師でも看護師でも作業療法士でもよいのです）が毎日顔を見に行って，「ご飯はおいしかったですか」などと簡単な挨拶をして，しばらくいっしょにベッドに腰かけている。こちらに反応してくれるようになったら，いっしょに折り紙をしてみる。それを毎日続けているうちに，少しずつ周囲への関心が芽生えてきます。細かい作業がもともと好きでなかったという情報があれば，病院の庭をいっしょにぐるっと散歩して，「パンジーの黄色がきれいですね」などと簡単な会話をする。きれいだとか，外の空気が気持ちいいとか，自然な感覚や感情が本当にゆっくりと戻ってくることが，スタッフにも実感されます。当事者本人はなかなかそうした感覚や感情を言葉で表現できないのですが，いつものスタッフがやってきて散歩に出かけるのをこころ待ちするようになるので，その人が楽しんでいることがわかります。

　多くの人がイメージする心理社会的プログラムはグループで行われるものですね。グループのサイズが8人前後であると，参加者全員がやり取りに加わりやすく，深いつながりに発展するケースも多く，スタッフが皆の動きを観察したり介入したりすることができ

ます。筆者は，個人面接は当事者と専門家の間に生まれるアナザーワールドであると考えています（→ **COLUMN** 参照）。リアルワールドを反映しながらも 2 人きりの空間で交わされるやり取りによって，治療が進展していきます（拙著[1]参照）。それに対して 8 人前後のグループで行う集団精神療法（④「言語−対人交流」の領域）は，もう 1 つのアナザーワールドです。参加メンバーの間でのやり取りが独自の進展をし，参加者に何らかの作用を及ぼします。一方で同じ言語によるやり取りであっても，ミーティング（②「言語−課題達成」の領域）で次のプログラムの行き先を相談するなど，具体的なリアルワールドを想定した課題がある場合には，アナザーワールドというよりは，リアルワールドのシミュレーションと考えられます。

　運動（①「身体活動−課題達成」の領域）やカラオケ（③「身体活動−対人交流」の領域）は，スタッフがいて運営のルールがあり，治療的な集団になるよう介入が行われる点でリアルワールドではないですが，やはりリアルワールドに近いシミュレーショングループと考えられます。

　グループに参加する人同士の関係性や交流が主眼ではなく，課題達成や身体活動が目的のグループでは，活動の内容によって，ある程度適切な人数が決まってきます。卓球をやるのに，卓球台が 2 台しかなく，トーナメントで優勝者を決めるのであれば，限られた時間の中で何人くらいがやりやすいかがおのずと決まってくるでしょう。料理なども，皆が買い物や調理を分担するとして，部屋の広さや調理器具などの物理的制約によっても人数は限られます。そうした現実的な制約は結構影響がありますが，1 つのグループで，皆がそれなりに何らかの活動に携わり，スタッフがグループ全体をある程度視野に入れられるのは，筆者の経験からすると 30 人くらいまでではないかと考えています。こういう大きなグループになってくると，別室に隠れて休む人や，ペアでつながる人や，反目し合う 2 つのグループが出てきたり，参加者の中にヒエラルキーが生じてきたりします。スタッフが全体を統制することはかなり難しくなり，グループが 1 つの生命体のように，活発なやり取りがみられ

れて参加者が元気になる時期や，静かで相互交流が乏しく欠席する人が増える時期や，反目し合う人たちによる緊張感のある時期などを繰り返します。

　このようにみてくると，グループのサイズは，プログラムの種類と行う内容に大きな影響があることがわかると思います。実践の場では，参加可能な人数や物理的制約などでグループのサイズが決まってくるため，簡単にはコントロールできませんが，以上のことをヒントにして，プログラムがどのように展開しそうか，その際の対策をどうするか事前に考えておくことをお勧めします。

COLUMN
「リアルワールド」

　大部分の精神疾患は，その人を取り巻く環境—家族，友人，同僚，社会情勢などなど—からの影響を受けます。環境によるストレスが発症の引き金になったり，環境次第で病状が改善したりしなかったりします。特に小児期や思春期，老齢期などのストレスにもろい時期に長い間劣悪な環境にさらされると，生涯にわたるダメージを受けやすいです。受動的にストレスを受けるだけではなく，当事者が能動的に環境に応答することで結果的に不適応が起こることも，精神疾患の大きな特徴です。

　治療は，安心できる空間でいつも同じ時間に，信頼できる人との関係の中で行われる必要があります。ストレスのある，皆が生活している環境をリアルワールドと呼び，治療空間をアナザーワールドとして，筆者は区別しています。並列した2つの世界がどの程度影響しあうかは治療方法によって異なり，2つの世界を厳密に区別する精神療法から，2つの世界がほとんど交わっている訪問による生活支援まで幅があります。なお，筆者はデイケアなど，安心できる空間ながら，リアルワールドでの対人関係に近い場を，（リアルワールドの）シミュレーショングループと呼んでいます。身体リハビリテーションでも病院の広々した廊下では歩行がスムーズでも，自宅では廊下にいろいろなものが置かれていたりして，つまずきやすかったりします。自宅での環境を点検して退院準備に生かしていくので，精神疾患の場合と基本はいっしょだと思います。

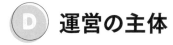

D 運営の主体

　しっかり理解して自ら服薬できるように，薬物療法の知識を提供するプログラムであれば，通常は専門家が教師の役割を担い，教えるものと教えてもらうものに位置関係が固定されるのが普通です。しかし参加者に意欲や学力があれば，調べてきたことを参加者が発表し，それに対して専門家がコメントしたり，ほかの参加者が質問したりといったアクティブラーニングの形をとることもできます。このやり方では参加者とスタッフは対等な位置関係に近くなります。

　薬の副作用とどのように付き合っていくのか，参加者それぞれが工夫したことを発表する場合には，専門家はよく使われている対応法を提供できますし，当事者は経験知の専門家として自分なりの工夫を披露します。こうなってくるとほぼ対等な関係になってきます。薬物療法のどんなことを知りたいか，当事者が決め，希望する薬剤師を呼んで，司会を当事者が務めると，当事者主体の運営になります。このように，専門家と当事者の関係や運営の主体についても，いろいろなやり方があり，それぞれの長所があります。

　必ずしも当事者主体がよいわけではなく，まだ能動的な行動が回復していない当事者にとっては負担になるでしょうし，参加する人たちの力や希望を知って，適切な運営方法を選ぶわけですが，回復が進んでいくときに，徐々に当事者に主導権を渡していけるとよいと思っています。

　もう1つ，グループが安全な場所であり，誰かから攻撃されたりグループから疎外されたりしないように目配りしていくのは，少なくとも治療や回復を目指すプログラムであれば，専門家の大切な役割です。精神障害のある人たちは，これまで社会から疎外され，

うまく協調したり，対人交流を楽しんだりできなかった人たちが多いので，やはり専門家が枠組みを作って，つないだり支えたりすることが必要になってきます。しかしこの点についても，たとえば英国で始まったリカバリーカレッジ（COLUMN 参照）のように，一般市民も含めて誰でも参加できて，社会で活動していくために必要なことを学ぶ場で，運営も公共施設などを借りてボランティアとして行う場合には，グループの場の安全性の確保についても，皆で責任を持っていくことになるでしょう。

Ｅ　ジェンダー，年齢

　４つの軸としては挙げませんでしたが，ジェンダーによる違いも知っておく必要があります。東日本大震災で避難生活をしている人たちに，つながり（絆）を再建してもらうために茶話会が定期的に開

COLUMN
「リカバリーカレッジ」

　英国発祥のリカバリーカレッジが近年わが国でも普及し始めています。これは医療や福祉の枠にとらわれず，地域に開かれていて，リカバリーに興味のある人が誰でも参加できる，学びの場です。精神疾患の当事者にとっては，社会参加するために役立つ知識やスキルを学ぶことができます。当事者が講師として，リカバリーへの道のりを語る場合もあります。運営や責任は，当事者，一般市民，専門家が同じように担い，ボランティアとして対等の存在です。地域社会に開かれたリアルワールドでの取り組みであるところが治療の場であるデイケアと大きく異なります。

かれた地区があります。女性たちはあっという間に仲よくなって，苦労話が尽きませんでしたが，男性はたとえば会計や書記など，役割があると元気に参加できる状況でした。そして女性たちのように，自分をさらけ出すことがなかなかできません。したがって男女の比率も，グループの特徴や運営に影響してきます。家族会というと，母親が参加するのが一般的で，夫婦で参加する家族などは，皆からうらやましがられます。あるとき，父親参観日ならぬ，父親のための家族会を行ったことがありますが，皆さんが舌鋒鋭く，医療や福祉制度の不備を突いて盛り上がり，お互いの苦労をねぎらいあういつもの母親のグループとは全く異なっていました。

　どんな年代の人たちが多いかによっても，プログラムがどのような影響を受けるか容易に想像できますね。激しいフットサルのぶつかり合いで，活力を高め，筋力をつけ，自己価値感を高めることを目指すのか，ゆったり体操をして，身体機能の維持を図るのか，参加する人たちの年代によって，プログラムの様相はかなり違います。いろいろな年齢の人がいると，疑似家族のようなやり取りや関係性が生まれてくることもあります。

　これからの章では，多様なプログラムの運営の仕方や利用のコツなどを具体的に述べていきたいと思います。

文献
1）池淵恵美：統合失調症の個人面接ガイドブック．金剛出版，2023

第 3 章

プログラムの
それぞれの特徴を
押さえましょう

この章では，わが国ですでに実施されている心理社会的プログラムを取り上げ，具体的な実施方法や，どんな人に適用があるか，エビデンスや，実際の利用例について述べていきます。

　第2章で分類した4つの領域(図→p.17)に分けて主なプログラムを取り上げますが，まだ臨床研究の段階にあるものは含めませんでした。中には筆者のほうで見落としているものがあると思います。その点はどうぞご寛恕ください。

　またここで紹介しているエビデンスについては，レビューのやり方によっても結果が異なることがあるので，主にコクランの体系的レビューを参照しました。また心理社会的プログラムには，皆に好まれて広く実施されているものの，学問的にはエビデンスが検証されていないものがいろいろあります。エビデンスがないことをどう考えるかについてはすでに第2章で詳しく説明しています(→p.19)。また個々のプログラムのところでも随時説明していきます。

 # 「身体活動−課題達成」プログラム

　作業療法や運動，料理など，ここに分類されているプログラムは，多くの精神科病棟やデイケア，地域に展開されている福祉事業所などで目にするポピュラーなものです。参加する側からすればほとんどがこれまでの生活の中でおなじみの活動なので，参加のハードルが低いメリットがあります。一方，運営側からは，場所さえあれば特別な道具や資格は必要ないので実施しやすいものが多く，さらに個人でも大勢の集団でも行うことができ，実施時間も調節が可能なため融通が利くことから，広く行われています。

この領域のプログラムは，対人交流をしなくても与えられた作業を自分のペースで行えるところから，急性期が収まりつつある回復の初期のころに実施するとよいでしょう。まだ疲れやすい場合や，社会機能が回復していなくても実施できるので，最初の機能回復プログラムとして利用できます。徐々に集中度が高まり，プログラムの中で取り組む作品の完成度が高くなっていく中で，回復を当事者も周囲も実感することができます。また作業をしながら隣同士でおしゃべりしたりするのは気楽で，結構本音が出てきます。プログラムをいっしょに行っている医療者（作業療法士の方が多いでしょうか）は，参加者の人たちのインフォーマルな，しかしその人の特性をよく表現している情報をたくさん知ることができます。だんだん会話が増えてくるところにも回復の足音を見て取ることができます。

　このように使い勝手のよいプログラムですが，どのような効果があるかという点からは，十分なエビデンスがあるとはいえません（参加している人たちに人気投票をしてもらったら，結構高い得票数になるでしょうけれども）。それは私たち専門家が，当事者の主観や価値観や感情を，まだうまく客観的に評価したり，分析したりすることができていないためだと思います。こうした側面は科学的ではないと切り捨てられることもこれまではあったと思いますが，実際の現場では，楽しい，面白い，気楽に過ごせる，ということはこころの回復にとても大事なことなので，それがわかっている専門家は積極的にこうしたプログラムを実施しています。これからの課題として，参加者の側からの評価をアウトカムとする効果研究がもっと行われることを期待したいと思います。

1 作業療法

　作業療法*は，具体的な「もの」を製作する過程を通して，神経認知機能の評価や回復を目指し，同時に何かを作る楽しみや喜びによって，意欲や自己価値観の回復や周囲への関心を向上させます。集団で行う場合には，仲間との共同作業による社会性の向上やいっしょに過ごす安心感を得ることができます。さまざまな種類の作業があるので，個人の好みや能力に合わせられることや，場所や時間によって柔軟にプログラムを組み立てられることも特徴で，汎用性の高いプログラムです

＊　第 2 章(→ p.18)でも触れましたが，ここでは作業療法をあえて狭くとらえていることをご理解いただきたいと思います。現場の作業療法士はもっと広く，さまざまなプログラムを実施していると思います。

実施内容

　作業療法は，わが国では東京都立松沢病院で入院患者が造園作業などに従事したことが嚆矢とされていますが，国によっても歴史が異なり，英国では work therapy として，たとえば洗車やペンキ塗りなどの実用的な活動が行われています。米国で occupational therapy(労働療法)と総称されるものは，労働というよりは治療と呼ぶべきプログラムが多く含まれています。わが国においては作業療法の内容が多様化していて，現場では体操，絵画，手工芸など「身体活動–課題達成」の領域とともに，「言語交流–課題達成」の領域のプログラムも作業療法として扱われています。作業療法士はこうした多様なプログラムを対象に合わせて選択して実施していると思います。しかし本書ではさまざまなプログラムを紹介するために，大きく作業療法としてくくるのではなく，狭義のとらえ方で，雇用関係のない生産活動に従事することを作業療法として包括していま

す。具体的には，次のものをここに含めています。

- 熟練した技術や能力を必要としない作業：箱折作業，ダイレクトメールの封入などの軽作業
- 日常でも行われる手工芸（編み物など）や，身体リハビリテーションのために開発された手指の細かい作業練習など
- 園芸や農作業

　診療報酬上は作業療法士 1 人当たり 25 人までの患者で 2 時間実施するとなっていますが，当事者の集中力や処理能力，手先の巧緻性などは個人差が大きいので，1 人 1 人に合わせて丁寧に指導していくには，1 人の作業療法士がケアできるのはもう少し少ない人数かもしれません。いずれにしても，男女の違いや年齢などによって異なるので，当事者が興味を持てる作業を選定し，少し努力すれば作品に仕上がる程度の難易度や，疲れやすさに合わせた作業時間を設定するなどの細やかな配慮が必要となります。このような設定がうまくできると作品が完成した達成感や喜びを得ることができ，こころの回復に役立つことになります。筆者の経験では，プラモデルの製作や木工作業は男性に人気があり，編み物や手芸，アクセサリー作りなどは女性に人気がありました。このような傾向もヒントにして多様な作業内容を準備しておくことが望まれます。

どのような回復の時期に，どのような人に有用か

　作業療法はごく簡単なものから，完成までに時間や技術を要する難易度の高いものまでありますから，それによって回復のごく初期のころから，社会生活への準備段階まで実施することができます。まだ保護室で過ごしていて，やっと興奮がおさまってきたころから，15 分間程度簡単な折り紙や塗り絵をいっしょにすることで，現実の確かな手がかりを取り戻し，横並びに座って何気ない会話をすることで，安心して人と過ごす体験をすることができます。また作業を通して神経認知機能の回復の状況や，疲れやすさの程度をアセスメントすることもできます。

実際の現場では集団で同一の作業に取り組む（封入作業など）場合や，集団ではあっても参加者めいめいがやりたい作業を選んで行う場合があります。前者では集団への一体感を経験することでそこが安心できる「居場所」として認識されるかもしれません。後者では，それぞれの作業に取り組む中で，他者との作業能力の比較ではなく自分自身の楽しみを求めることができますし，手を動かしながらですと，対面よりも緊張感が少なく，気楽な対話が可能なので，にぎやかな話の輪が広がることがあります。特に気分症圏の人たちは，作業もですが，むしろおしゃべりを楽しむことがみられます。

　こうした作業療法の特性から，デイケアへの導入など，新しい集団に入っていくときのプログラムとしても活用されます。

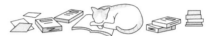

エビデンス

　実施内容が多様であることから，作業療法全体としてのエビデンスは乏しいと思います。それは，研究から開発された，プロトコルが明確で，獲得目標が明示されているプログラムとの違いです。だからといって，こうしたプログラムには実施する意味がないということでは決してありませんので，誤解されないようにお願いします。第2章で触れたように，参加者にとって気楽に参加できて好まれることや，回復の段階に沿って内容を展開していくことが可能なところから，参加者からの評価は高いと思います。そしてベテランの作業療法士は，作業療法のさまざまな長所をうまく活用して，個人の回復や集団の活性化に役立てています。

利用の実例

　うつ病で入院した主婦の玲衣子さんは当初は意欲や喜びが感じられず，ぼんやりベッドに腰かけている姿が目立ちました。薬物療法が効果を上げるとともに，少しずつ活動性が上がってきましたが，まだすぐ疲れてしまうようでした。そんなころに作業療法に参加して，何がやりたいかまだわから

ない様子でしたが，入院前に手作業は好きだったということ
で，勧められて折り紙に取り組みました。

　真剣に取り組む姿から，熱中性を見て取ることができまし
た。どんどん折り紙の腕が上がり，複雑で美しい毬^(まり)などを作る
ようになり，皆から感心されてうれしそうにしていました。そ
れでも「もう少し配色を工夫したい」となかなか納得できない様
子で，完全癖もみられました。そうした集中して作業する合間
に，新しい参加者に手ほどきするなど，世話焼きの面もみられ
るようになってきました。子供の学校でPTAの役員を務める
など，もともとの社会性の高さも垣間みえるようになりました。

　作業療法の参加の様子が主治医にも伝えられて，主治医が作
業の様子を見学に来るなどし，面接では玲衣子さんの長所とう
つになりやすいところを話し合うことができました。そして玲
衣子さんは美しい折り紙作品をたくさん残して退院しました。

　ゆう子さんは統合失調症を高校1年生のときに発症し，学
校でうわさされていると感じて家に引きこもるようになりまし
た。自室にこもってゲームをして過ごす日々の中で，生活も不
規則になり，家族ともほとんど話をしなくなりました。両親は
2人とも昼間は外で働いており，留守番の祖母がかろうじて，
「いっしょにご飯食べない？」などと声をかけてくれる存在でした。

　心配した病院の主治医が母親と相談し，週1回の訪問看護
が始まりました。初めはもっぱら訪問した看護師と祖母がお茶
を飲んで世間話をするのを，ゆう子さんは眺めているだけでし
たが，そのうちぽつりぽつりと話ができるようになりました。
ゆう子さんはおしゃれに関心があって，コスメやメイクなどを
インターネットの動画でよくみているようでした。そこで訪問

看護師がビーズ手芸のキットを持参したところ，興味を持ち，いっしょにピアスを作ることになりました。初めてのお手製のピアスが出来上がったとき，久しぶりにゆう子さんの笑顔がみられました。

　病院のデイケアでアクセサリー作りのグループがあると聞き，ゆう子さんは参加してみる気になりました。3名ほどの小さなグループで，大勢の中に入るのが苦手だったり，引きこもりが長いためにそもそも外出を負担に感じる人たちのグループです。ゆう子さんも家から外へ出ていく第一歩を踏み出すことができました。

COLUMN
「精神疾患からの回復ステップ」

　慢性疾患では，精神疾患に限らず，前駆期・急性期(症状増悪期)・回復期・維持期(慢性期)が時間の経過とともに観察されます。ただし「3月1日から」などときれいに線引きできるものではなく，よくなっていく見通しの手がかりとなるようにわかりやすく時期を分けたものです。その場で悪戦苦闘している最中にはわからず，あとになって「あのときは回復期だったんだ」と気づくことが多いと思います。それぞれの回復ステップにはどのような症状がみられ，どのような治療が行われるかという形で，教科書には記載されることが多いですし(本章もそうですね)，治療者や当事者，家族もそうした回復ステップのどのあたりにいるのか目星をつけて，治療の道筋を思い描きます。また客観的にみたときの回復ステップと，当事者の主観的な体験で食い違うこともあり，うつ病では治療者はよくなってきたと考えているのに，当事者はまだまだよくなっていないと感じていることが結構あります。幻覚妄想状態では逆に，当事者はもう元の調子に戻ったと考えている一方で，治療者は急性期の途上だと考えることが多いように思います。どちらが正しいということでなく，客観的な行動と主観的体験とが乖離することがあり，双方に留意しながら治療を進めていくと，治療の見通しを共有できるようになります。

2　運動

　運動が心身の健康によい影響があることは広く知られていますが，精神障害を持つ人の場合にも，運動が回復に役立つことが実証されています。運動といっても多様なものがあり，1人で行う筋トレや庭の隅でのキャッチボールからチームでの対抗戦への参加まで，獲得できる成果も幅広いので，当事者の好みや目標によって，何を行うかを計画します。効果研究では，体育館，トレーニングマシンといった設備や，運動療法士などの指導を用いた本格的な運動から得られる体力の向上と気分や自己効力感の改善が取り上げられることが多いですが，もっと日常的で気楽に行える運動は，効果研究によるエビデンスは乏しくとも，当事者のニーズに柔軟に合わせて利用できる利便性があります。

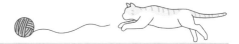

実施内容

運動も多様な利用のされ方をしています。次に主なものを挙げます。
- 急性期の後で心身の消耗があり，ほとんど臥床しているとき，軽い散歩や体操で身体感覚を呼び覚まし，睡眠や食欲の改善を図る
- 集団の中に出ていくときの「居場所」としての具体的な運動。たとえば病棟で毎朝行うラジオ体操
- 睡眠などの生活リズムが狂いがちな人に向けた規則的に体を動かす時間。たとえば朝の光を浴びての散歩
- 対人交流が苦手な人のための卓球などの1対1の活動
- 言葉で表現することが苦手な人のための，もともと好きだった運動。たとえばキャッチボールなど。そうした運動の後には心身が

リラックスできて，気楽なおしゃべりがしやすくなるメリットも
ある

- バレーボールなど，チームプレイを通じて集団への帰属感覚を取
り戻す。また協力し合って皆で1つの目標に向かうことの楽し
さを取り戻す
- バスケットボールなど体の接触や激しい動きが必要なスポーツ
で，怒りなどの強い感情の昇華を図る
- 試合を通じて，成功感，達成感を得る
- うつ病などを経験した成人では，規則的な運動を生活に取り入れ
ることで，心身が活性化し，悲観的な考えに没入しなくなる。休
日に釣りやハイキングなどの野外スポーツを取り入れるのも，う
つ病の再発防止に有用。リワークデイケアでは，マシンを使った
有酸素運動を一定時間行う(少しずつ時間を延ばしていく)など，几帳
面な人に向く運動プログラムが組まれていることが多い
- 急性期後の体力の衰えを改善するための筋肉トレーニング
- 本格的な技術を磨き，社会人チームと試合をし，スポーツを通し
て社会参加する。イタリアのトリエステにある競技場では，健常
者と障害を持つ人が双方参加できる運動クラブが付属していた。
あるデイケアはサッカーチームを持っていて，プロのコーチがつ
いており，世界大会に遠征するなどしている。その中から，一般
企業に就労する人もいる(ほかの施設との交流試合やクラブ活動として
の運動については「身体活動−対人交流」プログラムの項を参照→ p.105)
- 高齢者の体力を維持するためのスポーツ。ゲートボールは広く行
われているが，場所が必要なので，部屋で座ったままでもできる
高齢者向けの体操が考案され，市販の DVD や動画サイトでみる
ことができる。嚥下機能の強化など，衰えやすい機能を維持する
ための体操もある
- 車いすの人のための寝転んでの体操など，機能低下の部位を考慮
した運動

運動は，自分の手足を使って体を動かすことで，身体感覚を呼び戻し，気づけなかった内部感覚を感じられるようになります。また，運動による爽快感や解放感から，ほかのことでは得られない心身の健康に役立つ力があると思います。

　前項の実施内容の紹介で，回復の時期や年齢，精神障害の種類を考慮して，適切な運動を選択することを説明しました。専門的な指導者や場所や用具が必要なものもあり，実施できる運動には制限がありますが，参加者のニーズを大切にしてメニューを選びましょう。たとえば自閉スペクトラム症の人で，チームプレイに関心がない人では，1人でできる筋肉トレーニングのほうが，自信をつけることにつながる可能性があります。得意なことを伸ばすのか，苦手なことをカバーすることを学ぶのか，当事者の気持ちに沿って，また回復の時期に沿って行う必要があります。

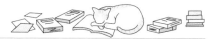
エビデンス

　運動が精神障害からの回復に有用であることは，現場の支援者や当事者は実感していると思います。私たち自身も，運動することで得られる心身の爽快感や，活動性が高まるなどの効果を経験を通して知っています。また精神衛生に有用であるとの実証研究もたくさんあります。

　ただし，研究で取り上げられている運動や精神障害はさまざまであるため，「運動」と一口にまとめて述べることはできず詳しく知るためには特定の運動や障害について調べる必要があります。また，エビデンスが効果研究で示されているのは，たとえば週3回45分の有酸素運動を3か月継続したなど，薬の投与量にあたるような，一定量の運動をプロトコルに沿った内容で実施した場合です。それ以外の条件では効果は保証されないことに留意が必要です。もちろん現場の状況やマンパワーなどから，提供できるメニューは制

限がありますので，その範囲であればどのような効果が期待できるかを考えていくことになります。

　どんな運動を選択するかは，まずは当事者の好み，つまり楽しめることが優先されますが，さらに提供者側の物理的条件にも縛られます。いろいろな実証研究を参照して，当事者の目的にあった運動プログラムを考慮することができるとよいと思います。

利用の実例

　コンピュータのプログラマーやシステムエンジニアは，仕事の納期に合わせて長時間労働をすることがたびたびあり，しかも坐位で，孤独な作業が続くなど，うつ病の罹患率・有病率を高めると考えられます。

　大川さんは 20 年近く，企業から請け負ってコンピュータプログラムを作成する仕事をしているベテランですが，たびたびうつ病相がみられ，抗うつ薬を長年継続しており，肝機能の悪化もみられました。肝機能については，ずっと座っての仕事で，つい菓子類を口に入れて気分転換していて，肥満になっていることも影響していました。大川さんと主治医は相談して，生活していく上で必要ないくつかの取り決めを作りました。

- 納期が近づいても，睡眠時間は削らず，依頼主と相談して納期を変更する。
- 在宅で仕事は行わず，朝晩の通勤の中で，目的地のひと駅前におりて 30 分以上早足で歩く。仕事中に菓子類を食べる代わりに，シュガーレスガムに切り替える。
- 土，日は仕事を離れて，もともと好きだったハイキングに出かけて，キャンプを楽しむ。

　これらのことを実行するようになってから，大川さんはうつ病相がなくなり，抗うつ薬も減り，体重も減少して肝機能が改善しました。元気になったことで，妻とも毎日対話する余力が生まれて，夫婦仲が改善したという報告がありました。

武司さんはもともと運動が好きで，デイケアに通い始めたのも，いろいろなスポーツメニューがあることが理由の１つでした。バレーボールでめきめきと頭角を現し，地区の大会ではキャプテンに選ばれました。大会に向けた練習では気合が入り，何人かの核になる仲間と声を出し合うようになりました。大会では残念ながら優勝決定戦で負けてしまいましたが，武司さんが代表で表彰状をもらい，うれしそうでした。統合失調症になって大学も退学し，自宅で引きこもっていましたが，バレーボール大会を通じて自信が戻り，生き生きとした笑顔がみられるようになり，10年ぶりにいっしょに帰る友達ができました。

3　料理

　料理も幅広く活用できるプログラムで，生活していくための技術の習得，集団での協力作業の特徴（社会認知）や神経認知機能のアセスメント，いっしょに目的に向かって活動する楽しみ，おいしいものを食べる喜びなど，さまざまなものを得ることができます。実施しやすさも好まれる理由でしょう。どうして料理のプログラムをやるのか，何を目標とするのか，参加者が楽しめるかどうかをよく検討して計画します。会食は対人交流が主になり異なる領域ですので（会食が苦手な人は結構います），一連の工程ではありますが，料理とは分けて考えます（「おやつ作りと会食」参照→ p.107）。

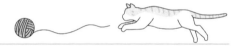

実施内容

　料理も実施しやすいプログラムで，多くの人に好まれ，さまざまな形で利用されています。主なものを挙げてみます。

- 言葉での交流が苦手な人のために，支援者とのつながりを持ち安心して過ごせるように，ごく簡単なおやつを作っていっしょにお茶を飲むなどの活動。その中で自然な会話が生まれやすい。1 対1 で行われることが多いと思われるが，3 人ほどのグループ（同性の集まりがやりやすい）で行うこともできる
- 自立して生活するための大切なスキルとして，安くて簡単で栄養バランスのよい料理の練習。たとえばフライパン1 つでできる，野菜と肉がたっぷり入った焼きそばなど。一人暮らしの人を訪問して，そこのキッチンでいっしょに作ることも，福祉事業所で何人かが集まってお料理教室の形をとることもできる
- 集団の中で役割を持って，協力して料理を作る活動。積極的にメ

インの料理を作ろうとする人，声がかかるまで動けずじっと立っている人，全体の進行をみながら遅れているところをカバーする人，もっぱら皆に指示する人など，料理の技術もさることながら，それぞれの人が集団の中でどんな立場をとる傾向があるかがよくわかる

料理の内容も，ホットケーキを焼くなどの簡単なものから，一汁三菜の献立を作るものまで，場所や設備や参加者の好みによってバリエーションがあり，目的も異なります。役割も，その時々にふさわしいメニューを決める人，メニューに沿って工程表を準備する人，買い物係などがあり，配膳などの簡単な作業も設定することができます。料理の工程でも，野菜を洗う，レシピに従って材料を切る，加熱や味付けなど技術が必要な工程など，参加者の希望や状態や経験によって，さまざまな役割を作ることができます。

料理が出来上がったら会食を楽しむわけですが，こちらは「身体活動−対人交流」の領域の活動に当たり，まだ集団に参加したばかりの人や苦手な人は会食をしなかったり，1人で別の場所で食事することもあります。

どのような回復の時期に，どのような人に有用か

上記のように，回復が始まったばかりの人から，社会参加の準備まで，幅広い回復過程に応じて，料理の活動を利用することができます。日常的な活動なので，特に女性は参加のハードルが低く，安心してできるプログラムの1つです。おいしい食事を囲んで，楽しみや満足感につながりやすい活動といえます。主婦の場合には，実際の家庭生活にどの程度の支援が必要かアセスメントできますし，それ以外の人たちでも処理速度，遂行機能などの神経認知機能のアセスメントに有用です。

エビデンス

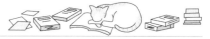

残念ながらこうした日常的な活動についてはそもそも効果研究が

組みにくく，エビデンスは示されていないと思います。それでも人気があって，支援者にとっても参加者にとってもいろいろな使い勝手のある，便利なプログラムです。また季節の行事に合わせて食事を作って皆で楽しむなど，集団の凝集性を高めて交流を活発にすることにも利用できるプログラムだと思います。筆者自身もよくこのプログラムは実施します。

　愛子さんは統合失調症で，10年以上引きこもりの生活を続けていますが，訪問看護を重ねるうちに，少しずつ部屋から顔を出してくれるようになりました。それでも発語がなく，支援者も愛子さんとどうつながるのか悩んでいました。愛子さんは甘いものが好きだとわかったので，いっしょにお菓子を作ろうと誘ったら，のってきてくれました。そこで訪問看護師といっしょに簡単なおやつを作って食べることを始めてみると，訪問を心待ちにしてくれるようになり，「今日のホットケーキはきれいなきつね色に仕上がったね」などと，ぽつぽつ自然な会話ができるようになりました。

　森君は有名大学中退の男性で，研究者になる夢を持っていました。デイケアでのリハビリテーションのプログラムはいずれもレベルが低いと感じているようで，主治医にいわれてしぶしぶ参加しても，すぐ休んでしまう状態でした。料理には興味があり，プログラムに参加すると「パスタはアルデンテにゆでるのがおいしさのポイントですよ」などとうんちくを語るので，皆から一目置かれるようになりました。その後，苦手なプログラムや興味のないプログラムにも参加するようになりました。

加藤さんは長く入院生活を送り，中年になって初めて一人暮らしに挑戦しました。そもそもお米を自分で研いだこともなく，初めは外食頼りでしたが，金銭的に大変だし，飽きてしまうということで，アウトリーチチームといっしょに一人暮らしの簡単メニューの練習を，買い物をするところから少しずつ始めています。疲れているときはご飯だけ炊いて，あとはお総菜を買ってくることも覚えました。

4 大人の塗り絵，ちぎり絵，コラージュなど

　きれいなものを作る楽しみから，自分らしい作品の制作，さらには本格的な芸術の領域まで，完成度や難易度には幅があり，参加する人の好みやニーズに合わせることができます。用具や技術の必要な油絵よりは，色鉛筆による塗り絵やコラージュなどが，実施する側の負担が軽く誰でも参加しやすいメリットがあります。また回復のステップに合わせて，より完成度の高いものへと進歩していく様子や，集中力，構成力などのアセスメントにも使えます。制作に没入することによる精神症状の軽減や，作品が完成する達成感，皆といっしょにテーブルで行う作業による安心感・安全感なども得られます。

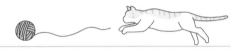

実施内容

　本格的な絵画はもともと得手不得手の個人差が大きいし，画面を構成していく力や，集中する心的エネルギーが必要になります。それと比べると，塗り絵などは実施のハードルが低く，気楽に取りかかれます。塗り絵といっても最近は大人向けの作業キットが市販されており，色鉛筆や水彩絵の具などで，それこそ大人の鑑賞に堪える素晴らしい作品を作ることができます。

　ちぎり絵やコラージュ（切り貼り遊び）も手軽に取りかかることができる一方で，素晴らしい作品を作る人もいます。『智恵子抄』で有名な高村智恵子は油絵を志しましたが，統合失調症となってからは，入院生活の中で素晴らしい切り絵やちぎり絵を制作しました。彼女にとって制作は，唯一の自己表現の時間だったようです。夫の高村光太郎は，材料となるいろいろな色や材質の紙を面会の際に持参したり，差し入れたりしたそうです。

1人でも，大勢で気楽なおしゃべりをしながらでも実施でき，特別な用具や技術は必要なく，自分の思うように作品を作れるのも，気楽に取りかかれる理由でしょう。

　作業療法の時間に，手工芸やプラモデル，ジグソーパズル，ペーパークラフトなどに交じり，塗り絵などを楽しむ人は結構います。制作の時間はその人の体力や集中力にもよるので，途中休憩したり，いろいろですが，時間の終わりに作品を貼り出して皆で観賞したり，制作者のコメントをもらったりして楽しむこともできます。気分症圏の凝り性の人は，皆が感心する作品を仕上げます。

　精神障害があり同時に絵画の才能に恵まれた人が，独特の絵画を制作することがあり，フランスではアールブリュットと呼ばれる芸術の一分野になっています。精神疾患の種類や病期が作品に大きな影響を与えるようです。これは一般的なプログラムの中には収まらない領域です。

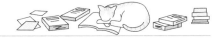

どのような回復の時期に，どのような人に有用か

　気楽に取りかかれることから，隔離室から出てきたときに回復を促すために受動的な活動として行う場合から，しっかり回復してから集中力と時間をかけて自分なりの完成度の作品を作る場合まで，さまざまな時期に行うことができます。最初は弱々しいシンプルな色使いで短い時間で制作を終了していた人が，徐々に力強い筆致や配色の工夫がみられるようになるなど，回復の階段を上っていく様子をそれこそ目で追うことができます。もともと絵画が好きではなくても，先に触れたようにいろいろな人が取り組みやすく，実施時間も参加者の体力やほかのプログラムとの兼ね合いで合わせられるなど，融通が利くプログラムです。

エビデンス

　「アートセラピー(art therapy)」というくくりで，コクランレビューを調べてみると，いくつかの体系的なレビューがみつかります。

Abbing A, et al. PLoS One, 2018
[PMCID: PMC6296656]

1997〜2017 年に実施された，不安症状に対するアートセラピーで，コクランの基準を満たす効果研究を検索したところ，776 研究のうち 3 研究のみが基準を満たしていた。対象はそれぞれ心的外傷後ストレス症(PTSD)の学生，試験不安を持つ学生，出所前の不安がある囚人であり，実施内容はトラウマに関連した曼荼羅制作，コラージュ，自由画，粘土制作などさまざまであった。効果については，いずれの研究もバイアスが大きく，不安に効果を示す可能性があるというレベルであった。効果を上げる機序については，リラックスできる，感情の調整に役立つなどさまざまな仮説が提示されていた。

Deshmukh SR, et al. Cochrane Database Syst Rev, 2018
[PMCID: PMC6513479]

認知症の人を対象とした補助療法としてのアートセラピーを通常の治療と比較した無作為割り付け統制研究で，コクランに 2014〜2017 年に登録され，一定の基準を満たす 2 研究について検討したが，集団でのアートセラピーは統制群と比較して有意な効果が得られなかった。

Masika GM, et al. J Adv Nurs, 2020
[PMID: 32201968]

高齢者の認知機能に対する，2004〜2019 年までのアートセラピーを検索し，12 研究が体系的レビューの基準を満たしていた。統制群はさまざまであったが，アートセラピー群は，認知機能，不安や抑うつ症状の改善が有意に良好であった(エフェクトサイズは小さかった)。高齢者の機能改善に役立つ可能性があると結論された。

＼💡ポイント！／

アートセラピーにさまざまな形態があることや，比較対象となる統制群もさまざまなために，エビデンスとしては弱いですが，それ

でもある程度の効果が得られるとのレビューがみられました。歴史が長く文化の影響もあり，実施形態のバリエーションが多彩なため，効果研究が難しいのはスポーツや料理などと同様ですが，それでも参加者に好まれることや，作品の向上と回復とが連動していく経験が積み重ねられており，そうした参加者の視点からの効果研究が望まれます。そもそもアートセラピーは個々人の創作活動が基本ですから，水彩画に力を発揮する人，ちぎり絵をたくさん制作する人などいろいろで，集団として扱って効果を研究すること自体に無理があるように思います。創造された作品そのものが，アートセラピーの有用性の証明です。筆者は，病院の廊下に作品が展示されていると，思わず足を止めてしまいます。

　67歳のたか子さんは若いころからNPOの活動に熱心に参加し，指導的な役割を果たしてきました。65歳のときにNPOの規定により理事から顧問となり，実際の活動は行わなくなりました。自宅は老舗の酒屋で，ここでもたか子さんはしっかり者のおかみとして，皆から頼られていましたが，長男夫婦がお店を手伝うことになると，きっぱりお店の仕事をやめ，若夫婦に引き継ぎました。自分で決めたことでしたが，自宅にいるとお店のにぎやかな様子が伝わってきて，何ともいえない空虚感に襲われるようになり，間もなくうつ病と診断されました。頑固に食事をとらずに痩せていったため，身体的な保護が必要になり，入院しました。

　少しずつ抗うつ薬が効果を上げ，何とか食事がとれるようになりましたが，たか子さんは気力がわかない，楽しい感じがないといって，終日臥床して過ごしていました。担当の看護師に誘われて，作業療法室に見学に行きましたが，皆の作品を眺めるくらいで，自分から取りかかろうとはしませんでした。ただ

もともと絵ごころがあり，きれいな絵手紙などにはこころ惹かれたようでした。3回目の見学の際に，ちぎり絵をやっている人をみて興味を持ち，初めて自分でやってみました。すると，疲れよりも，作業ができた満足感が大きかったようです。そのあとから毎回コツコツちぎり絵に取り組み，たか子さんの独自の境地を切り開いていきました。ほかの人たちからほめられるとうれしそうでした。

　退院後は，主治医や精神保健福祉士も交えた家族との話し合いで，店番を手伝うようになりました。昔なじみのお客様が来ればお茶を入れてもてなすなど，たか子さんならではの接客が始まりました。ちぎり絵はコツコツ続けて作品が増え，地元のギャラリーを借りて個展を開くことになりました。入院していた病院にも出張して，ちぎり絵の講師をしています。

　さと子さんは 20 代の女性。重い昏迷状態が 2 週間ほど続き，少しずつ回復してきたもののぼんやりベッドに腰かけてばかりでした。そこで担当看護師がそばに座って，いっしょにパラソルや動物や花の塗り絵を始めました。初めは 5 分しか続かず，筆致の弱い，白色の部分も多い状態でしたが，もともと絵は好きで，パラソルに水玉模様をつけるなど，だんだんと自分なりの工夫がみられるようになり，それをほめると笑顔を見せるようになりました。そして皆で行う作業療法の時間にも参加するようになり（初めは担当看護師が同席しました），周りの人に声かけされて会話したり，手元の色鉛筆を頼まれて手渡したり，自然な対人交流がみられるようになりました。

5 音楽（合唱・合奏など）

　抑うつ気分や幻聴などに対して，好きな音楽を聴いて自己対処する人は多くみられます。高揚感のあるロック，静謐な気分になるクラシック音楽など好みはさまざまです。集団で行う合唱や合奏は，場所や器具や指導者が必要ですが，達成する喜びは大きなものがあります。また，一体感は安全な感覚をもたらします。本格的な音楽療法の効果研究では，症状の軽減などの効果が報告されています。皆に好まれるカラオケは違う使われ方が多いので，別項（→ p.106）でも紹介します。

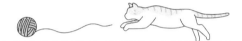

実施内容

　音楽を楽しんでいる人は多く，リラックスしたり，音楽の世界に没入したり，生き生きした感情が活性化されたりするので，こころの健康にもよい影響があります。筆者が以前勤務していた精神科病棟では，自床でイヤホンを付けて音楽を楽しめるほか，多目的室にオーディオセットやカラオケの器具が置いてあり，決められた時間内で自由に使えるようになっていました。キーボードやギターも置いてあり，楽譜をみながら演奏している人もいました。隣室から，カラオケがうるさいと苦情があったり，複数の人がかち合って思うように演奏できなかったりなどのトラブルはありますが，それも対人交流の中で生まれる出来事ととらえて，どう折り合いをつけていくかの練習として，治療に活用しています。

　音楽療法として行われているのは，通常合唱や合奏など，グループで行うものです。音楽の好きなスタッフがキーボードなどで伴奏して，皆の好きな曲を歌います。若い人たちであれば，最近流行したポップスから歌いやすいものを選んで歌ったり，年配の人は懐か

しのメロディ，高齢者は小学校唱歌など，皆の歌いやすくて楽しめる曲を斉唱する時間は，特別な技術や楽器がなくても実施でき，参加者も気楽に加われ，楽しい，または気持ちの落ち着く時間を過ごすことができます。1人で歌うときと異なり，仲間といっしょの世界にいる感触が安心感・安全感などにつながり，協働の楽しさを味わうことができます。

　本格的な合唱は，実施や参加のハードルが高く，リラックスというよりは，達成感や自己価値感が得られます。近年は短期間の入院が主体ですので，本格的な合唱団を組織する時間もマンパワーもないのが実情です。一方，デイケアなどで指導者に恵まれて合唱団が組織され，関連学会の懇親会で普段の練習の成果が披露されることもあります。こういう場合にはスポーツの他流試合と同様に，実施することで社会的な賞賛が得られ，参加者の大きな自信や達成感につながっていきます。

　合奏は，高価な楽器や長時間の練習が必要なものは現実的ではなく，ハンドベルなどが楽しまれています。やさしい楽曲を選べばほとんどの人が演奏できますし，参加者がそれぞれの音程を受け持つことによる一体感が得られます。病棟のクリスマス会で，皆で赤いセーターを着てジングルベルを演奏するなど，華やかな出番を作ることで，グループの一体感と個々の人たちの満足感が得られます。

　指導者に恵まれたり，経験者が参加したりすることで，本格的なロックバンドが結成されているケースも聞いたことがあります。練習場所には苦労するようですが，皆からみて社会的ステータスの高い（?）活動に参加することは，自尊心や自己価値感を高めると思います。スタッフと参加者が対等な立場でバンドを組むことにより，個人の内的スティグマの軽減につながるかもしれません。

どのような回復の時期に，どのような人に有用か

　音楽が好きな人であれば，回復の初期には個人で好みの曲を聞いてリラックスできますし，1人で静かに好きな曲を演奏すること

は，楽しみや安らぎの感覚をもたらすと思います。徐々に社会性が回復してくると，仲間といっしょに音楽を楽しむことで，社会性がさらに改善する好循環が生まれます。コンサートを行うことはもうすでに立派な社会参加です。筆者の前の職場では，病院のエントランスホールで土曜日の午後にコンサートを開くグループがいて，お見舞いの人，入院中の人，職員が楽しみに聞いていました。

エビデンス

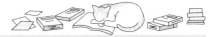

　音楽療法は，精神障害に限らず，たとえば妊娠中の不安や認知症の人をケアする家族のストレスなど，さまざまな対象に行われており，効果研究も散見します。

Geretsegger M, et al. Cochrane Database Syst Rev, 2022
[PMCID: PMC9082683]

　自閉スペクトラム症に対する音楽療法は，音楽を通して自己表現やコミュニケーションを促す目的で，1950 年代から試みられ，現在までに多くの効果研究がある。ただし効果研究で取り上げられる音楽療法は，トレーニングを受けた療法士による厳密な手順で行うものであることに留意してほしい。本論文では 2021 年までに実施された，音楽療法のランダム化比較試験，もしくは何らかの統制群を置いた準実験法の効果研究でコクランの基準に沿った 26 研究を取り上げて検討している。北米とアジアで行われたものが半数を占め，音楽療法の実施期間は 3 日間から 8 か月と幅が大きかった。児童を対象とした研究も複数含まれていた。統制群は通常の治療のみ，もしくは何らかの活動を行うものが多かった。音楽療法は統制群と比較して，有意に症状の減少や生活の質(QOL)の改善が認められたが，対人コミュニケーションの改善は有意差がなかった。また音楽療法直後の副作用は認めないか，もしくは統制群と有意差がなかった。対象が成人の場合，明確な効果は示されなかった。

Hakimi S, et al. J Caring Sci, 2021
[PMCID: PMC8609126]

コクランほかの英語のデータベースから，妊娠後の不安症状や痛みへの音楽療法の効果研究を収集した。ランダム化比較試験で基準を満たす4研究では，統制群（通常の治療）と比較して，有意に不安症状と痛みが減少していた。しかし介入内容などがさまざまであり，結論には留保がついている。

ポイント！

以上の2つの体系的レビューからもわかりますが，実施方法がさまざまであり，なかなか明確な効果が実証しにくい状況で，臨床場面で個人のニーズに合わせることができる融通のよさがここでは障壁となっていることがわかります。筆者には，クリスマス会のために当事者たちとハンドベルを練習した思い出があります，当日は緊張してリズムを外した人もいましたけれど，大きな拍手をもらい，とても楽しかったことを覚えています。練習でだんだん上手になっていくプロセスがそもそも楽しかったし，皆で相談して白い上衣を着て，お手製の赤いリボンを飾って聖歌隊の雰囲気を出し，それも好評でした。無事終わって皆とハイタッチしてねぎらいあい，とても温かい気持ちになりました。

利用の実例

大輔さんは3歳のときに自閉スペクトラム症と診断され，通級制度を利用して，不登校にならずに成長しました。幸い言語能力の発達が良好で，両親も大輔さんの「変わったところ」も含めて受け止めてきたので素直な少年に育ち，学校でいじめられることもありませんでした。小さいころから音には敏感で，いつもイヤホンをしており，彼の好きな

アーティストの曲をずっと聞いていました。中学校の支援学級の担任の先生が音楽好きで，大輔さんと話が合い，クラスでハンドベルのチームを作り，大輔さんは指揮者に志願しました。大輔さんは音に厳しく，なかなかOKを出さないので皆大変でしたが，おかげで終業式では一糸乱れぬ演奏で，全校生からの拍手を浴びました。大輔さんはクラスの皆との交流が増えたし，特定のことにこだわって癇癪を起こすことが減り，高校に進学しました。大輔さんはそのときのタクトを机に飾って，大事にしています。

COLUMN
「自己価値感」

　平たくいえば「自分で自分にどの程度の価値があると考えているか」です。たとえば母親としての役割など，自分の特定の部分だけに注意を向けた自己価値観（特定のスキルの自己認識）と，自分全体に対しての自己価値感があります。幼児期は主に親からの評価によって，学童期は主に学校や友人の評価によって自己価値感が形作られますが，思春期以後は自分の人生に主体的に関われるかどうかや社会経験によって，その人なりの自己価値感が形成されていきます。しかし幼児期の虐待，学校でのいじめなど，抗えない状況で否定的な自己価値が押し付けられることによって，自己価値が低いまま固まってしまい，そのために何かあると自分を責めたり，どうせ何をやってもうまくいかないとあきらめてしまうことになります。親からの高すぎる要求の中で成長した人は，思春期に親に反発し，自分に合った自己価値感を作っていきますが，そこがうまくできない人は絶えず自己卑下に苦しみます。妥当で安定した自己価値感を持てるかどうかは，精神的健康に大きく影響しています。

6 俳句

　日本人にはなじみが深く，手軽に作句できますし，短い定型の詩形なので，統制のきいた感情表現ができ，人柄や意外な思いがみられるのもよいところです。ある程度心的エネルギーが回復してからがタイミングですが，もともとの人となりや社会機能に戻っていく過程がうかがえます。1人で作句を楽しむ人もいますが，皆で作句して品評会なども楽しい時間です。

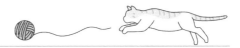

実施内容

　俳句は日本人になじみの深い詩形で，誰でも1度は作ったことがあると思います。厳密な季語にこだわらず，川柳でもよいと考えれば，手軽に実施できます。その日のお題を決めて，皆でわいわいいいながら作句し，そのうちの気に入ったものを短冊に書いて提出して，最後にそれを貼り出して皆で観賞します。その「わいわい」が楽しいので参加する人もいます。思いもかけぬユーモラスな句を発表する人がいたり，こころの底が垣間みえるような句を作る人がいたり，さまざまです。短い定型なので，感情が溢れすぎないことがよいようです。筆者が以前勤めていた病棟では，デイルームに掲示板があって，皆から選ばれた佳作が貼り出されており，知らないうちに誰かがコメントを添えたり，回診の際に教授が足を止めて観賞していました。

　個人的に俳句に限らず短歌や詩をノートに書き留めている人もいました。自己表現の手段として，枠組みが明確なので安全で，人となりがみえますし，時間や場所をとらない手軽さもよいと思います。

絵画(→ p.44)や音楽(→ p.49)もそうですが，詩ごころのある人に向いているので，もちろん苦手な人もいます。好きなプログラムを選択できる自由さが大事だと思います。作句には心的エネルギーが必要ですので，ある程度回復してからがよいと思います。うつ病の人がよくなってくると，それまで隠れていた怒りなどの感情が出てきたり，道徳的なことに厳しくて周囲の人たちのルール違反を咎_{とが}めたり，周りに干渉するようになることがあります。回復の一過程ですので，その時期を過ぎて，また元の落ち着いた人となりに戻っていくのですが，途中経過が長引いて，病棟などでトラブルを起こすことがあります。正義感には共感しながらも，周囲への過干渉にならないように，作句，絵画，手工芸などにエネルギーを注いでもらえると，本人も病棟も平和になります。

エビデンス

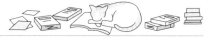

　俳句療法について検索してみましたが，実施法や楽しみ方，症例などが中心で，効果研究は探すことができませんでした。堅いことをいわずに，洒脱にやりましょうよ，ということかもしれませんね。

利用の実例

　宮崎さんは会社で昇進して，部下の管理をするようになってから，部下との関係がうまくいかないことで悩み，うつ病になりました。几帳面，律儀を絵に描いたような人で，堅苦しいので若い部下からは敬遠されていたようです。宮崎さんのことを信頼する同僚もたくさんいたのですが。病気療養ということで，生まれて初めて仕事から離れて，家で過ごすのは手持ちぶさただし，家族への罪悪感があるということで，しばらく入院することになりました。俳句会はすぐに気に入って，思いがけないユーモアのある句や，会社員の哀歓や風刺の

きいた川柳などを作るようになり，会を取り仕切るようになりました。その中で，カラオケがうるさいので配慮してほしいなど，病棟のルールをあれこれ作ろうとして，皆が困ることもありました。しかし復職時期が近づくにつれ，だんだんにまたもとの落ち着いた宮崎さんに戻っていきました。しかしうつ病を経験したことで，再発しないためにも，俳句を楽しむ時間をもつようになりました。

7 書道

　俳句と同様に，日本人にはなじみが深く，型が決まっていますので，安心して実施できます。あまり時間や場所をとらず，手軽に実施できるのも長所です。苦手な人や技術がない人にはお手本をまねて行うペン習字もあり，回復の初期の段階から参加できます。だんだん集中する時間が長くなる，周囲への配慮がみられるようになる，出来栄えが向上するなど，作品にも回復の過程を見て取ることができます。

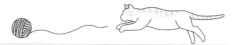

実施内容

　日本人にはおなじみの活動で，しかも取り組む中で集中して，気持ちが落ち着く時間になるので，好んで参加する人がいます。お手本をたくさん用意して，書きたい言葉をみつけてもらい，墨もしくは墨汁の準備をして，自分のペースで書いていきます。自信のない人はお手本のなぞり書きも OK とします。1 時間の中で，しっかり取り組む人，数枚だけ書いて退出する人など，参加の自由を保障します。最後に本人が選んだ作品を掲示し，筆と硯をきれいに洗って終了です。ペン習字，写経なども同じように利用できます。認知症の人も軽度の段階では，落ち着いて参加し，楽しむことができます。

どのような回復の時期に，どのような人に有用か

　しっかりと枠のある活動で，目の前の課題に静かに取り組むので，対人交流の苦手な人でも参加しやすく，回復の初期の段階では短時間の参加だったのが，徐々に時間いっぱい取り組めるようになり，また作品の出来栄えを意識するようになります。書道のような

枠のしっかりある活動でも，羽目を外して手本にない言葉や自分の気持ちの吐露，周囲の人の受けを狙って奇をてらった言葉を書くなどのことは，Ｂ群パーソナリティ症の人で時々みられます。気分症圏の人でみられるときは，軽躁状態を疑う必要があります。

エビデンス

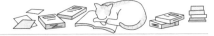

しっかりしたデザインの効果研究はみつけることができませんでしたが，症例に即した効果や，実践報告などの文献は多く，広く行われている活動であることがわかります。毛筆を持って白い紙に向かうと，精神が集中して雑念がなくなります。書き上げたときのすがすがしい気持ちは，書道ならではだと思います。

利用の実例

　近藤さんは認知症の確定診断のために検査入院しました。もともと生真面目で仕事熱心な性格で，会社で信頼されてきましたが，仕事一筋で来た人なので，定年退職して自宅でやることがなく，庭木の剪定などをして過ごしていました。しかし，だんだんぼんやりテレビの前に座っていることが増え，発語も少なくなってきて，心配した奥さんが病院に連れてきました。看護師に勧められて作業療法室を見学し，書道が気に入って参加しました。背筋をピンと伸ばして，書道に集中する姿をみて，奥さんは「昔に戻ったみたいです」と喜んでいました。自宅でも，奥さんが用意して写経に取り組んでいます。充実した時間のようで，そのあとは気分がよさそうです。散歩にも奥さんと出かけるようになりました。

8 オセロ，トランプ，麻雀などのゲーム

　ゲームはごくやさしいものから，高度な認知機能が必要なものまで幅が広く，好みもさまざまであるところから，参加する人の嗜好や回復に合わせて選んで行えるとよいです。ルールがあるので枠組みがしっかりしており，その中で賭けに出たり，じっと我慢したり，その人の個性をみることができます。回復初期はスタッフと行うとよいですが，そのうち仲間とグループを組んで，対人交流を楽しむようになることもあります。そうなってくると，「言語–対人交流」の領域に近くなります。

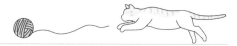

実施内容

　これまでのプログラム同様，誰にもおなじみで気楽に参加できる活動です。参加人数や実施時間も融通が利きますし，大勢での活動が好きではない人たちのために，部屋の隅でゲームをするなどの使い方ができます。固定メンバーでポーカーなどの投機的なゲームに熱中することがみられることもあります。いずれにしても全体の集団の中で，そうした小グループがどのような意味や機能を持っているか考えることで，個々人の社会での特性がみえてきます。この点はプログラムを行うことによる所属する集団への影響ということで，臨床的に大切な視点ですので，「身体活動–対人交流」プログラムの項で改めて説明します(→ p.102)。

　実施する側からは，集中力，易疲労性，遂行機能，記憶機能などをある程度推測することができます。また勝敗が決まる局面でどのような行動をとるか—そこがこうしたゲームの面白さですが—がみえてくるという副産物もあります。穏やかな老婦人が結構な戦略家だったり，思い切りよく賭けに出ることがあるなど，思わぬ一面が

みられることもあります。

　オセロのように 1 対 1 で行う，ルールが明確で勝敗もわかりやすいものは回復初期から取り組めます。統合失調症の急性期直後のまだ話すことがまとまらない人でも，オセロで看護学生に勝って，周囲をびっくりさせるようなことが起こります。まだ本格的なゲームは無理な場合でも，幼い子が楽しめるような，たとえば花札の坊主めくりや将棋の駒崩しなどであれば気楽に遊べます。まだ社会認知が回復しておらず，内面の感情が混乱しているときでも，ゲームのルールに守られて，周囲とつながっていくよい手段となります。

　何人かで行い，勝負の駆け引きが必要なゲームは，神経認知機能がしっかり回復してきて，集団場面に入っていることができる人向けといえます。判断して行動するという点で，リアルワールドのよいシミュレーションになる面があると思います。

エビデンス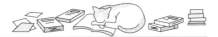

Ferrari M, et al. Front Digit Health, 2022
[PMCID: PMC9021794]

　精神医療を受けている（またはその可能性のある）12〜29 歳の青少年がどのようにパソコンゲームによる介入を行い，メリット・デメリットはどうであったかを調査した 49 研究について，体系的・探索的なレビューを実施した。10 件は未診断者の精神的健康の増進・予防，6 件はリスク状態の人への介入，24 件は軽〜中等症の精神症の人，9 件は重症もしくは複数の疾患を持つ人についての研究であった。結果はいずれのゲームも将来的に他の精神医療サービスと統合して実施される可能性や，満足度やプログラム参加率が高いことが認められた。害となる可能性は報告されなかった。

Roberts MR, et al. Cochrane Database Syst Rev, 2021
[PMCID: PMC9735380]

　統合失調症圏の人へのパソコンゲームを用いたプログラムの効果を検証するために，無作為割り付け統制研究を体系的に調査した。2009〜2018年に実施された7研究で，パソコンゲームを用いたプログラムは認知矯正療法と比較しておおむね有意な差異はなかったが，認知機能の改善は有意に劣っていた。副作用は報告されておらず，脱落率は同等であった。体の動きで操作するゲームの研究が1件あり，認知機能は通常の治療と有意差はなかったが，身体機能は有意に優れていた。副作用は報告されなかった。

＼ 💡ポイント！ ／

　パソコンやスマートフォンで行うゲームについて，精神保健の面での影響を調べたレビューや，同様のゲームが認知機能などにどのような影響を及ぼすかといったレビューは複数みられましたが，本項で紹介した，心理社会的プログラムとしてゲームを楽しむ活動が，社会的な行動や精神症状に及ぼす影響についての研究は，体系的なコクランレビューには見出すことができませんでした。やはり実施方法が多様であり，特定のプロトコルにのらない活動や，楽しさを味わうなどの主観的なアウトカムについての研究は，統計解析を用いて介入の異なるコホートを比較する方法論で取り扱うことは困難なのだと思います。エビデンスには乏しいですが，日常的な臨床現場での効用が経験的に認められており，広く行われているプログラムです。

　利用の実例

　浩太さんは小さいころから不器用で，1人でポツンと遊んでいることが多かったことから，自閉スペクトラム症として，通級制度を利用しながら登校しています。自分に自

信がなく，中学校の支援学級でも存在感が薄かったですが，集中力や記憶力は抜群で，将棋の腕は誰にも負けませんでした。担任の先生が将棋が好きで，小さな将棋部を作り，浩太さんを部長に指名しました。お昼休みを利用して将棋のトーナメントなどを行い，ある日浩太さんは校長先生を負かしたといって，うれしそうに帰宅しました。将棋部のおかげで浩太さんは休まず登校し，教えるという立場でやさしく周りに関わることができるようになってきています。

「言語–課題達成」プログラム

　心理社会的治療というと，この②「言語–課題達成」の領域のプログラムがまず思い浮かぶと思います。治療というよりは，むしろ精神障害と付き合いながら生活していくための知識やスキルを学習するというほうが近いかもしれません。標的が明確で，本格的な効果研究が行われた後に，臨床の現場に導入されているものがほとんどです。実施方法も，学習理論や認知行動療法などを基盤にしており，具体的な手順や実施時間が決められています。そして実施する側もトレーニングを受けて資格を得る必要があるものもあり，またどの程度忠実に実施されているかを計る「フィデリティ尺度」を持つつものもあります。診療報酬が決められている（医療行為として認められている）ものもあります。①「身体活動–課題達成」プログラムが気楽に楽しめる，そして皆に好かれるサンドイッチだとすれば，②「言語–課題達成」プログラムは手間とお金のかかるフレンチのコース料理です。おいしくて満足感があるけれど，合わない人，まだ体調がよくないので食べきれない人もいるかもしれません。ついでにいえば③「身体活動–対人交流」プログラムは，気楽に参加でき食べたいものを選べるビュッフェで，④「言語–対人交流」プログラムは作る人の主張が込められた創作料理です。

　エビデンスのある②「言語–課題達成」プログラムは，上記の通りトレーニングを受けた人が必要であることに加え，たとえば週2回3か月間実施する必要があるなど，時間もかかりますので，複数のプログラムを走らせることはかなり大変です。それぞれのプログラムは標的が明確ですから，対象者の特性を考えてプログラムをよく選ぶ必要があります。

1 心理教育

　精神障害は社会生活への影響が大きく，回復までに長期間かかるものも多く，当事者自身も偏見を持ちやすいことが知られています（セルフスティグマ）。そのため，正確な情報を提供するとともに，どうやって障害と付き合い，回復に向かっていけるかを学ぶ心理教育は大切で，わが国でもずいぶん普及してきています。ただし，効果研究で検証された心理教育と比べると，現場で実践されているプログラムはより短期間であることがほとんどです。もちろんやる意義は大いにありますが，得られるのは研究で示された効果そのものではないことに留意してください。疾患によって必要な知識は異なりますが，「前向きに自分の力を信じて仲間とつながりながら対処していくこと」はどの疾患にも共通するので，ベテランの支援者であれば，診断名の異なる当事者たちといっしょに学ぶことができます。

心理教育の理論的な基盤

　心理教育（psycho-education）は，当事者および当事者の周りの人たちに疾患について理解を促すプログラムです。家族の対応によって退院して自宅に帰った統合失調症の人たちの再発率が大きく異なるという，脱施設化が進む 1960 年代の英国で行われた歴史的研究が端緒となり，当初は，家族が統合失調症をよく理解し，どう接していくかを学ぶことで，再発率が大幅に低下することが実証されて，大きな注目を浴びました。その後，気分症でも同様のことが実証されました（統合失調症の場合には親ですが，気分症では配偶者が主な対象）。

　また家族だけでなく，居住施設の職員でも同様であることがわかり，困難な精神障害を抱えている人へのケアが重い負担になることから，どう支援していくかという方向へと発展しました。北米や，

日本を含むアジアでも，同じ結果が再現され，国際的に家族心理教育が広がっていきました。

　英米では当事者と家族がいっしょに精神障害について学び，家庭でのコミュニケーションや課題の解決法を練習することが行われていますが，それだけでなく，当事者がグループを作って学ぶプログラムも同時に発展してきました。その背景には，社会一般で消費者運動が盛んになり，その考え方が広まる中で当事者においても権利擁護の一環として，自身の診断や治療法を知ることが当たり前になってきました。また，地域ケアの時代になり，生活や症状を専門家が管理する時代は終わり，当事者が専門家の支援を受けながら自己管理する流れが新たに生まれてきたことも背景にあります。そして，社会の中にスティグマがあり，社会生活や心理的に困難をもたらす疾患（たとえば AIDS）を抱えている人を対象に，正確な情報を心理的な配慮を持って提供し，困難を減少させる対処法を学んでもらうプログラムが発達してきました。家族心理教育については，心理社会的プログラムの中でも重要な位置を占めているため，本章の最後（→ p.109）にまとめて述べることとし，ここでは当事者への心理教育を取り上げます。

実施内容

　わが国で行われている心理教育は，当事者のみのグループで，週1回，1回1時間程度，1クール数回が，一般的ではないかと思います。学習の効果を上げるためには双方向の対話がよいということは教育の領域ですでに実証されていますし，知識の学習だけではなく，グループ内での交流や相互支援に発展させるためには，筆者の経験上エビデンスのあるプログラムでも，10〜20回のセッションが必要になってきます。今の精神科病棟でそこまで行うのは現実的ではないでしょう。したがって急性期病棟では，精神障害の概要と経過（再発する可能性を理解してもらう），主な治療法，特に薬物療法を維持することの重要性について伝える数回のセッションを行い，退

院後にさらに必要があれば，外来もしくはデイケアで相互交流も含めた十数回のプログラムを提供することが多いと思われます。

　心理教育の中では，精神障害の本態について，必ず遺伝するとか，育て方や性格の問題であるとかいった誤解を解き，脳機能の不調のためにさまざまな精神症状が起こることを強調し，スティグマをなくすことを目指します。それから一般的な経過と再発可能性を知ってもらい，再発防止に有効な治療を伝えます。ストレスにどう対応するかも話し合われます。それから薬物療法はなぜ効果を上げるか，維持療法がなぜ必要かの説明と，起こりうる副作用と対処法を説明します。そして社会生活に戻っていくために使える福祉制度や，障害年金などの説明をします。

　筆者の経験でも，当事者は皆熱心に取り組んでくれますし，質問もたくさん出ますので，それに丁寧に対応します。プレゼンテーションソフトを使ったり，持ち帰ってじっくり眺められるパンフレットを用意するなど教材を準備すると参加者の興味が増し，学習効果が上がります。薬物療法は個別性が高いので，参加者それぞれの処方箋を用意しておくようにします。参加者から主治医に処方箋が欲しいと依頼してもらうことで，薬物療法について主治医にたずねるよいきっかけになります。どんどん聞いてよいというメッセージが大切で，薬はお任せするものと思っていたり，主治医の方針をたずねることを遠慮してしまう人もいますので，医師-患者関係の再構築につながります。

　心理教育のそれぞれの領域で，医師，看護師，薬剤師，精神保健福祉士などが分担して情報提供すると，参加者がその後誰に聞くとよいか理解してくれますし，専門家の側からすると，心理教育プログラムでプレゼンテーションすることで知識が深まり，当事者や家族にたずねられたときに「主治医の先生に聞いてね」ではなく自身で説明できるようになり，支援者のスキルが高まります。そのため若いスタッフが交代でプログラムに参加し，先輩に教えてもらいながら練習すると，スタッフ全体の力の底上げにつながります。

集団で実施するとなると，やはり共通の症状や治療や経過があることから，統合失調症，双極症，うつ病は分けたほうが参加者も支援者もわかりやすいです。しかし，スタッフやプログラムの都合などで，実際には疾患別に実施するのは難しい場合も多いことを考えれば，心理教育として共通の地盤があるので，異なる疾患の人たちのグループでも実施することは可能です(慣れていない人にはお勧めしませんが)。ただし統合失調症の人で認知機能障害や病識の障害が重い場合には，個別に行うのがよいと思います。ほかにも心理教育が役立つ疾患はたくさんあり，摂食症，トラウマによる精神障害，神経発達症(発達障害)，認知症(の家族)なども，効果研究がたくさん報告されています。

　近年では，アウトリーチの際に当事者や家族に心理教育を行う機会も増えてきています。家族もいっしょというのが自然ですし，回復のプロセスに合わせて情報を伝えたり，家族の間のコミュニケーションの練習や，皆が抱えている困りごとへの問題解決トレーニングを行ったりすることもできます。このような場合には，情報提供もさることながら，家族間の対話の促進が大切な目的となります。

　また身体の健康を保つための知識や食生活，運動などの生活習慣を学ぶことも最近重視されています。統合失調症などの重い精神障害の人は，一般の人と比べて平均寿命が 20 年近く短いことが知られています。このリスク因子として，薬の副作用や意欲の低下，生活の貧困などの複合的な要因による，若年での生活習慣病発症や肥満が挙げられます。運動不足も問題です。支援者が管理するのではなく，当事者が目的を持って自身の健康管理に取り組めるように，背中を押していくのが望ましいです。そのために皆で楽しく健康管理の工夫を学んでいけるプログラムが有用です。

　心理教育のメニューの中でも，当事者の先輩のリカバリーまでの道のりを語ってもらう会や，一人暮らし，結婚，就労など皆が憧れる目標を達成している先輩に話を聞く会は人気があります。生きた体験ほど優れた教材はありません。

病状の説明や，症状，経過，治療法などの説明は主治医から当然行われるわけですが，それは個々人に即した内容で，いわば最寄り駅からお店までの道順を示したアクセスマップのようなものといえます。それと比較すると，心理教育は必ずしも個人の病状と合致しない点もありますが，広域地図の役割を果たしており，自分の現在位置を確認したり俯瞰して先を見通したりすることもできます。

どのような回復の時期に，どのような人に有用か

再発のリスクの高い，統合失調症や気分症の人が主な対象で，発症間もない場合は本人も家族も五里霧中であるのが普通ですから，ある程度落ち着いて座って話が聞けるようになり，作業療法など①「身体活動–課題達成」プログラムを楽しめるようになったら，1回1時間，全部で4，5回程度のプログラムに参加してもらうのがよいでしょう。内容をしっかり理解するのは難しくても，その人なりに何らかの知識を持って帰れればよし，ではありますが，薬物療法を少なくとも当分は続ける必要があることや，精神症状は一般的にどんなものがあるか（自分だけに起こっているのではなく，ほかの人にもあると理解することは，病識の獲得につながります），社会参加を助けるための医療・福祉制度などは，知識としてぜひ持っていてほしいところです。

また摂食症や神経発達症など，長期にわたり日常生活への影響があり，誤解や偏見を生みやすい精神障害についても，正確な医学情報とともに障害とどう付き合っていくかを学ぶために，心理教育は重要な役割を果たします。

回復のプロセスが進んで，本来のその人らしい活動ができるようになってくると，社会に戻っていくことが次の課題になります。そうした時期にもう1度心理教育に参加してもらえると，より知識が広がり，効果的です。この時期には学校や仕事など先々のことも視野に入ってくるので，持続症状や副作用への対処など，病気と付き合っていくスキルの獲得が大切になってきます。社会制度の中では，外来の公費負担制度や障害年金，そして障害者雇用の制度があ

ることを知っておいてもらうことが，目標になります。

エビデンス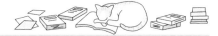

　心理教育のエビデンスはたくさんありますので，ごく一部の紹介になります。注意が必要なのは，効果研究は全体で20時間実施など，がっちりとしたプログラムが対象となっていることが多く，私たちがよく行う数回のプログラムはほぼ効果研究が行われていません。Zhaoらのコクランレビューは短期間のプログラムを対象としていますが，それでも10時間以下という基準であり，長期追跡では効果がみられなくなるなど，効果も制限されてきます。制約のある臨床の現場で行うプログラムと，エビデンスが得られたプログラムとのギャップ（効果研究が行われたプログラムを忠実に行わなければ，検証されている効果は期待できないかもしれない）は，心理教育に限らずしばしば経験する社会実装（研究で効果が明らかになったプログラムを実際の現場で行うこと）の際の大きな課題となっていますので，どのような効果が期待できるかをわきまえて利用する必要があります。

Xia J, et al. Cochrane Database Syst Rev, 2011
[PMCID: PMC4170907]

　統合失調症圏の疾患へのランダム化比較試験で，心理教育の効果を検証した1988～2009年の44研究を検証し，介入群では服薬不良の割合が有意に低く，この効果は長期にわたってみられた。再発も介入群で低下していた。社会機能もより良好であり，医療への満足度やQOLも高くなった。

Zhao S, et al. Cochrane Database Syst Rev, 2015
[PMID: 25854522]

　統合失調症圏の疾患に対する10セッション以下の短期間の心理教育プログラムについて，ランダム化比較試験を検索し，20件の研究が選択基準を満たしていた。介入群は通常治療群と比較して，服薬中断が有意に少なかったが，経過中の服薬遵守の程度には有意差が認められなかった。再発率は介入群で有意に低かったが，長

期追跡では差がみられなかった。効果研究は質の低いものが多く，今後の課題となっている。

\ 💡ポイント！ /

　本格的な介入研究と，実際に現場で行われる短期間の心理教育との間には大きなギャップがあります。もちろんエビデンスのあるプログラムを忠実に行うことができればよいし，必要に応じて実施していく努力が求められますが，それが難しい場合に，実施することを全くあきらめてしまうのではなく，エッセンスを取り入れた短縮版のプログラムを行うことも，筆者はしばしば行っています。多くの人にプログラムを提供できますし，スタッフが厳密な訓練を受けなくても実施しやすいので，何より普及という点でメリットがあります。当事者に知っておいてほしいことをぎゅっと濃縮して伝える工夫で，情報提供の成果を上げられると感じています。

利用の実例

　児玉さんは 50 代初めの女性で，主婦としての家事のほかに，子供が生まれた長女のサポートと，一人暮らしの母親の介護で忙しくしていましたが，だんだん疲れを感じるようになり，胃のむかつき，腰や背中の痛み，浅眠などが現れてきました。責任感の強い児玉さんは休めないままに介護などを続けていました。そのうちに食事がとれなくなり，体重が減って動くのがおっくうで横になって過ごすようになり，長女が心配して内科に連れていき，胃カメラなどの検査を受けましたが，異常はないとのことでした。便秘がひどくなり，食事をとると消化管が便でいっぱいになると思うようになり，何か重い病気にかかってしまったので，病院に行っても治らないと思い込むようになりました。頑固に「どうせ治らないから」と渋る

児玉さんを，夫と長女が説得して，何とか精神科に入院になりましたが，BMI が 15 までやせてしまい，やっと歩いている状態でした。心気妄想を伴ううつ病として治療を受け，徐々に体重が回復してきていましたが，自分は不治の病気だという思いがずっと残っていました。

　主治医に勧められて，しぶしぶ児玉さんは心理教育に参加しましたが，そこで渡されたパンフレットに書かれているうつ病の症状はどれも，児玉さんが経験したものと全く同じであり，いっしょに参加した人たちが，やはり同じ症状があったことを話してくれました。「私だけではないんですね」というのが 1 回目に参加しての児玉さんの感想でした。そして徐々にうつ病の理解が進み，それとともに心気妄想は薄らいでいきました。

　圭太さんは高校在学中に統合失調症となり，退学を余儀なくされました。その後も意欲がわかず，周りからみられているという体験症状の恐怖感も続いていて，引きこもりの生活を送っていました。主治医からは，年単位で服薬を続けることや，就学・就労支援を受けられることを説明してもらいましたが，漠然と，ずっと治らない病気なんだろうかと，挫折感を感じていました。アウトリーチチームが週 1 回訪問してくれるようになり，スタッフといっしょにこれまで行きたかったアニメの専門店にも行くことができ，外出への希望が出てきました。

　アウトリーチチームに勧められてリカバリーカレッジ（→ p.25，**COLUMN** 参照）の見学に行き，まずは統合失調症について勉強してみようと思いました。リカバリーした先輩のストーリーを聞き勇気づけられ，皆の助けを受けてみつけることができた症状への対処法を，試してみようと思っています。

2 服薬教室, 服薬自己管理モジュール*

　長期の維持療法が必要な精神疾患では，同時に病識が不十分であることが多く，服薬中断によって再発・再入院につながりやすいです。「よくなったら薬はやめたい」という自然な気持ちをくみながら，薬物とうまく付き合っていくやり方や，困ったときの相談の仕方を練習しておくと，当事者が自分の意志で服薬を続けてゆく可能性が高まります。起こりうる副作用やその場合の対処法についても，よく説明します。特に妊娠を希望する女性や，自立心の高い当事者には，家族も交え丁寧な説明が必要です。

＊　モジュールというのは，ひとまとまりの学習課題などのことで，プログラムと置き換えていただければわかりやすいかもしれません。

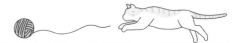

実施内容

　統合失調症や気分症で，薬物療法は明確な再発防止効果が示されていますが，不快な副作用があったり，もう症状が消失しているので大丈夫では，と思って服用をやめてしまったりすることが多く，再発の原因としては服薬中断が最も多くなっています。さらに付け加えると，これらの疾患はいずれも，病識が不十分であることが多く，通院が中断しやすいことも治療継続のネックになっています。

　薬物療法を続けることの必要性を理解してもらうための服薬 遵守のプログラムは，以前から行われていましたが，当初は専門家が講義する一方向の形が中心でした。近年では副作用や薬を飲むことによる当事者の心理的デメリットを踏まえて服薬維持ができるように，当事者の考えや気持ち（「いつまでも病人でいたくない」など）に配慮しつつ双方向での勉強会が実施されるようになっています。

実施時間は，心理教育の中で薬物療法について説明する場合には1時間程度，エビデンスのある服薬自己管理モジュールであれば約16時間とずいぶん幅があります。いずれにしても必ず伝えるのは，次の点です。

- 再発防止効果について，データを示す。もしくは中断による再発増加のデータを示す
- どんな薬が使われるか，それぞれの薬の効果や副作用を知り，対処法を伝える。すぐ受診が必要な重篤な副作用についても伝える
- 自身の処方箋の中身を理解して，わからないこと，納得できないことがあれば主治医と相談するように促す

さらに知っておいてほしいこととして，次のような話もします。

- 正確な服薬の仕方。服薬を忘れないようにする工夫。服薬の際にしっかり水を飲む（水以外のものでは飲まない）。薬と食品の相互作用についての知識を身に付ける（たとえば，カルシウム拮抗薬とグレープフルーツなど）
- うっかり飲み忘れたときの対応
- 外出や旅行などで薬を携帯する工夫
- 処方箋や薬袋の見方
- 薬が足りない，いつもと違う薬が処方されている場合の対応
- 主治医に副作用や自分が希望する薬について相談する練習

たとえば主治医と相談するロールプレイ，薬局で確認したら薬の数が足りないので窓口で相談するロールプレイなども行われます。相談の仕方だけでなく，相談することをためらわないように，後押しする意味もあります。

どのような回復の時期に，どのような人に有用か

急性期が峠を越えて，リハビリテーションを考える時期になったら，短期間でよいので，維持療法の必要性や，処方箋の内容および

薬について疑問があれば主治医や薬局に相談できることを学んでもらいます。本格的にリハビリテーションを行っている時期や，自宅やグループホームで過ごしながら次の回復のステップを考えていく時期になったら，がっちりしたプログラムで，薬物療法について理解してもらいます。男性では性機能への影響，女性では月経不順といったセンシティブな話はなかなか相談しづらいので，しっかり話を聞き，必要であれば変薬を検討します。

　ちなみにプログラムとしてではなく，個別に情報を伝えて話し合う必要が出てくることもあります。たとえば学校や仕事が順調であるときに，もうそろそろよいのではないかと思って，こっそり薬をやめることがあるので，タイミングをみつけてもう1度維持療法の必要性について説明します。ことに結婚の話が出てきた女性では，子供への影響を恐れて服薬を中断しやすいので，実父母やパートナーも含めて，服薬のリスクとベネフィットについてよく説明します。個人で話し合うやり方については，拙著[1]をご覧ください。

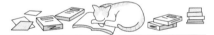

| エビデンス

　心理教育（→ p.64）と同様に，エビデンスは体系的なプログラムに対してのものがほとんどで，数回の簡易版については当てはまらないことに留意してください。急性期病棟やアウトリーチなどで，エビデンスのある体系的なプログラムを実施するのはなかなか難しいと思います。筆者が見学に行ったロサンゼルスの急性期病棟では，入院期間が十数日でしたので，保護室から心理教育や服薬教室に週2回参加し，退院後も終了まで通う形で実施されていました。わが国では入院期間が短縮されてきているといっても，そこまでではありませんので，必ず退院までは参加してもらうという意気込みを，病棟全体で共有すると，案外何とかなるように思います。

Loots E, et al. Int J Environ Res Public Health, 2021
[PMCID: PMC8508496]

　過去10年で，統合失調症または双極性障害の薬物療法のアドヒ

アランスについて，Cochrane Handbook for Systematic Reviews of Interventions に沿って体系的レビューを実施した。23 研究で，5 タイプ（教育的，行動療法的，家族を基盤，服薬を知らせるアラームなどの技術の利用，いくつかのタイプを同時に実施）に分けて検証したところ，有意差はみられなかったが，日常的な方法として，教育的な部分と行動療法的な部分を併用したプログラムがやりやすいとして推奨している。

＼ 💡 ポイント！ ／

　具体的な薬物療法の効果や副作用，望ましい服薬方法などを知識として知ってもらい，また再発防止（遅延？）効果があるので，症状がなくなっても継続していくことが必要であることを知ってもらいます。その上で，飲み忘れないための工夫や，薬について心配なことを専門家に相談するスキルを身に付けることや，軽い副作用が出た場合に自分で対処できるようになることなどを練習します。

Chin T, et al. Can Fam Physician, 2022
[PMCID: PMC9833178]

　コクランレビューなどから文献を渉猟し，抗うつ薬についてネットワーク分析を実施したところ，中等度もしくは重症のうつ病では，プラセボと比較して抗うつ薬では精神症状が 50 ％以上減ることが示された。アドヒアランス不良や中断率の高さから，当事者への教育，薬剤師なども含めた治療同盟を築く，自己管理をサポートすることが推奨される。よく処方される 15 種類の抗うつ薬の比較では，効果に有意差はなかったため，当事者の飲みやすさの優先，いっしょに服薬について相談しやすい仕組みやツールの利用が推奨される。

当事者によくみられる誤解は，新薬で目覚ましい効果が得られるのではないかという期待です（もちろんその気持ちはとてもよくわかります）。今のところ，それぞれの薬の効果に明確な違いはなく，副作用を考慮して薬を選択していることが多いように感じます。ある人にとっては肥満の副作用だけは避けたいとか，眠気が強いものは困るといった，当事者の生活に影響が出るものは避けて選択します。

利用の実例

井口さんは 60 代の男性。統合失調症の再発のため何度目かの入院です。親が亡くなり，戻れる家がなくなりました。そのため井口さんは退院の意欲を失っていました。再発の原因は毎回服薬を中断してしまうためで，入院中に飲めば十分というのが彼の考えでした。あるとき退院支援員が井口さんの外出に同行してくれました。久しぶりに街中を散歩し，食べたかったラーメンを食べ，グループホームを見学し，スーパーでたくさんの食品に目を見張り，それからは退院支援員の来訪をこころ待ちにしていました。このころに服薬教室に参加して，「なぜずっと飲む必要があるのか」をやっと理解し，また薬を飲むとだるくなるのが嫌で服薬を中断してしまうことがわかり，その点を主治医と相談する練習をしました。実は再入院して間もない時期にも服薬教室に参加しましたが，人ごとと思って聞き流していたそうです。自宅で，薬が違っていないか不安になると，そのまま飲まなくなることもわかり，電話で相談する練習もしました。病棟で服薬自己管理が始まり，洗面所に服薬カレンダーを貼り，朝晩の歯磨きのときに薬を忘れず飲むようになりました。主治医にもだるくならない工夫を考えてもらい，井口さんは喜んでいます。

3 SST

　社会生活スキルトレーニング(social skills training：SST)は社会で役割を果たしたり，親しい人間関係を作ったりしていくために必要なコミュニケーションスキルを，学習理論に沿って獲得していくプログラムです。当事者が望む社会参加や対人交流を目標にして，具体的なスキルを練習しますが，その際に認知面(ものごとのとらえ方)での修正や，社会認知の学習，適切な言葉や行動の習得など，認知と行動の両面に介入します。仲間と行う場合と，トレーナーと1対1で行う場合があり，それぞれメリットがあります。また当事者がとりたい行動を後押しする形の個別課題と，職場などでの望ましい行動を学ぶ共通課題方式があります。

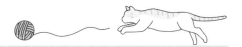

実施内容

　SSTがわが国に導入された1980年代は，行動療法・学習理論を応用してコミュニケーションスキルを改善するものでしたが，その後認知科学の発展により神経認知機能(記憶，注意など)や社会認知機能(他者の気持ちの認知，社会的文脈の把握など)の課題を踏まえて練習を行う必要があることが明らかになりました。さらに当事者のパーソナルリカバリーが重視されるようになり，当事者の主体的な学習を促す支援へと少しずつSSTの実施方法は変化しています。たとえば，不適切なコミュニケーションの背景に被害的な認知があれば，認知の修正にいっしょに取り組む，学んだスキルをどう使うかについては，本人の主体性にゆだねるなどです。そして支援者と，練習に参加する当事者との関係も，「先生と生徒」から「いっしょによりよいやり方を模索する共同創造」の関係へと変化してきていま

す。もちろんスキルを学ぶ必要がある子供や自閉スペクトラム症の人では，依然として「先生と生徒」の関係のほうがうまくいくため，より学習しやすい形を試行錯誤することが求められます。

SSTはさまざまなやり方が報告されていますが，わが国では基本訓練モデルと呼ばれる，当事者の課題に沿って学習のプロセスを踏んでいくやり方と，共通課題(ベラック)方式といって，たとえば就職面接でのふるまい方など，社会の中で標準的なふるまい方が求められるスキルを練習するやり方が普及しています。前者が基本で，もともとのSSTの原型を残しつつ認知療法や主体性の尊重を取り入れて実施します。またグループで行う場合と，1対1(「ひとりSST」と呼ばれます)で行う場合があります。グループでは，皆からの豊富な提案やモデルが得られますし，皆の評価が正の強化として働き，学びを後押しします。「ひとりSST」では，個々の人のニーズに沿ってタイムリーに実施できることが大きなメリットです。また集団が苦手で緊張してしまう人には，「ひとりSST」が役立ちます。

SSTは週1回1〜1.5時間行われることが多いですが，学習の効率からすると週2回程度が推奨されています。最近では，「誰でも参加できるSST」として，たとえば月2回セッションの時間があり，練習したい人が随時参加するやり方もとられています。

スタッフはリーダーとコリーダー(板書係を兼ねる)がいれば実施できますが，コリーダーが複数いたほうがグループ全体に目配りしやすく，リーダーの負担が軽くなります。診療報酬を請求する場合には，スタッフの配置に明確な規定があるので遵守してください。また実施者は，所定の研修会に参加することが望ましいです。一般社団法人SST普及協会は全国に支部を持っており，地元で研修を受けることができます。研修会の情報は同協会のウェブサイトに掲載されています。

どのような回復の時期に，どのような人に有用か

かつて行動療法として行われていたころは，社会参加のために必

要なスキルを学ぶことを目的として，回復の初期段階や慢性例など
で，リハビリテーションの一環として実施されていました。しかし
そうした時期は，なかなか当事者が具体的な社会参加の目標を持ち
にくかったり，練習したスキルを使う場が限られたりしていまし
た。そのため，参加者に積極的に参加してもらうことに腐心しなけ
ればなりませんでした。社会参加への具体的な目標が定まってき
て，そのために必要なスキルを当事者がしっかり認識していたり，
実際に学校に行くようになってから，同級生とおしゃべりしたいと
思って練習に参加するなど，リカバリーのプロセスが進んでからの
ほうが，SST をより生かすことができると筆者は考えています。障
害者就労をしている人たちが月2回，仕事帰りに集まってミー
ティングを持ち，その中で必要性が出てくれば SST を行うという
やり方もよい活用法だと思います。

　近年 IT 技術の進歩と新型コロナウイルス感染症の蔓延が相まっ
て，リモートで行う SST や，ゴーグルを装着して臨場感あふれる
場面で練習するバーチャルリアリティ，メタバース空間でのアバ
ターを用いたスキル練習などが広がっており，引きこもりの人も参
加しやすいため，今後の普及が期待されています。実際の対面での
練習と比べて，メリットとともにデメリットも想定されますので，
検証は今後の課題となっています(→ p.197，Q7 参照)。

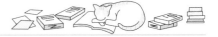

| エビデンス

　これまでのプログラムと同様に，週2回・全部で 20 回実施な
ど，効果研究が行われているのは，がっちりしたプログラムである
ことに留意してください。

　Almerie MQ, et al. Cochrane Database Syst Rev, 2015
　[PMCID: PMC7033904]

　2006〜2015 年の Cochrane Schizophrenia Group's Trials Regis-
ter から，重い精神障害の人を対象に，社会生活スキルの学習プロ
グラムで，統制群が通常の治療もしくは話し合いのグループである

ランダム化比較試験 13 件を抽出し，メタ解析を行ったところ，介入群で社会機能が有意に高く，再発率および再入院率が低く，精神症状が良好であり，QOL が良好であった。ただし，再発率や精神症状，QOL の研究の質は低かった。また統制群を話し合いのグループに限定すると，これらの有意差はみられなかった。多くの研究は中国で行われているもので，文化の異なる国々での研究が必要と思われる。

Storebø OJ, et al. Cochrane Database Syst Rev, 2019
[PMCID: PMC6587063]

2018 年 7 月に文献検索を行い，5〜18 歳の注意欠如多動症（ADHD）を対象としたランダム化比較試験で，統制群は介入なし，もしくは待機中とした 25 件を解析した。SST だけでなく，認知行動療法，行動療法，日常生活スキルトレーニング，いくつかの介入方法の組み合わせなどが含まれていた。トレーニングの実施期間は 5 週間〜2 年と大きな幅があった。評価をブラインドで行った研究はなく，薬物療法も統制されてなかった。学校の教師が評価した社会スキル，情動の安定性，一般的な行動いずれも，有意差が認められなかった。介入に伴う有害な事象は認められなかった。介入方法が多様であったことや，対象数が不十分であることなどが有意差なしにつながった可能性がある。特に対象が青年の場合に成果が乏しかった。

＼ 💡 ポイント！ ／

　心理社会的プログラムの場合には，薬物療法と違って二重盲検法は使用できない（当事者にはどのプログラムが行われているかわかってしまう）こと，効果を評価する人が対象群か統制群かわからないようにして評価を行うのもなかなか難しいことや，多数例で治験を行うには人手に伴う多額の資金と時間が必要であること，多施設で行う場合に介入の質を保つための工夫や努力が必要であることなど，質の高いランダム化比較試験を行う上で

のハードルがいろいろあるので，メタ解析などではしばしば「質が低い」と判定されてしまいます。

　もう1つの大きな問題は，効果が実証されたプログラムは，綿密なトレーニングを受けたスタッフがかなりの時間を使って行うものがほとんどですが，そうした質の高いスタッフをそろえて，長い時間のかかるプログラムを行うことが，現実の医療体制の中では難しいという，深刻なギャップがあります。ある人は「エビデンスの重みに現場が耐えられない」といみじくも表現しました。この点についても，現場で実施できる簡易なプログラムを開発して，現場での効果を検証する優れた研究も一部にはみられますが，多くの施設が参加することが必要で，そのため実施の難しさがあります。

　以上の点から，心理社会的プログラムの効果研究の在り方について，抜本的な改革が必要だろうと筆者は思っています。

利用の実例

　康代さんは高校生のときに統合失調症を発症し，引きこもりの期間を経て，デイケアを利用して友達ができ，さらに就労移行支援事業所に通うようになりました。職場のイメージが全くないので，職場実習を経験してみることになりました。職場では真面目で理解もよいと評判がよかったのですが，本人は余裕なく精いっぱいがんばっており，弱みを出すのが苦手なため，わからないことを聞くことができませんでした。ある日そのために仕事を失敗して，初めて上司に注意を受け，ショックで職場に行けなくなってしまいました。移行支援事業所のスタッフが個人面談を持ち，職場の評判はとてもよいこと，特に新人はわからないことや失敗がつきものなので，その都度学んでいくことが大切であることを伝えた上で，1対1で，わからないことを聞くロールプレイをしました。忙しそう

にしている相手にどう声をかけていいのか康代さんはわからなかったので，まずは「すみません，教えてほしいことがあるのですが，今大丈夫ですか」「今お忙しいようでしたら，お手すきのときにお願いします」という声かけを練習し，実際にその場でわからないことを聞くことができるようになりました。その後「教えていただいたおかげで仕事がうまくできました」とお礼を伝えることも練習しました。

　圭太さんは小学校の高学年からずっと不登校で，算数や漢字など知らないことがたくさんあるので，劣等感があり，たびたび人間関係でも「馬鹿にされている」と感じて被害的になっていました。10代の後半になってやっとデイケアに通えるようになり，スポーツをチームの仲間と楽しむなど，生まれて初めての体験をしました。仲間が仕事や学校に向かって進んでいくことに刺激を受け，学校で知らないことを勉強したいと思うようになりました。通信制高校に籍を置き，レポートはデイケアスタッフにだいぶ助けてもらって，何とか提出しました。登校日もきちんと出席し，あこがれの軽音楽部に入部しました。圭太さんはギターを全く弾けなかったのですが，幸い心理士がギターが上手で，デイケアの放課後に音階を弾くことから教えてもらいました。学校の仲間は訳ありの人も多かったのですが，年の若い同級生とどう接したらいいか，圭太さんは戸惑っていました。そこでデイケアのSSTの時間に顔を出すようになり，声かけや会話の練習をしました。デイケアの仲間が応援してくれ，圭太さんもうれしそうにしていました。

4 退院支援プログラム

　退院支援（地域生活への再参加）プログラムは，SST モジュール*を用いて地域生活に必要なスキルの学習を進めていきます。まず退院後に仲間を作って暮らしやすくなるためにはどうしたらいいかグループで話し合います。そして，地域にどんな社会資源があるか学んだあと，いくつかの施設を見学して，通いたいところを決めます。その施設のスタッフと顔合わせして，退院後の通所について相談する課題が支援者から出て，いっしょに実際の施設のスタッフに相談をします。地域で今後サポートを受ける人と顔見知りになり，退院前から地域とのつながりを作っていくのです。またフィールドワークをたくさん取り入れて，実際の住まいや街の様子を実地見学して，退院の意欲や安心感を高めます。仲間といっしょに退院を進めていけるのもよい点です。

＊　モジュールというのは，ひとまとまりの学習課題などのことで，プログラムと置き換えていただければわかりやすいかもしれません。

実施内容

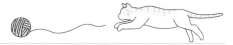

　もともと米国では，精神科の入院期間がせいぜい十数日で，その後は急性期デイケアを利用して地域に戻るシステムです。その中で，退院後の治療の継続率が低いことが課題となっており，地域生活への再参加（community re-entry）プログラムがロバート・P・リバーマンらによって開発されました。このプログラムでは，動画によって毎回のセッションの目標，情報提供，必要な対人行動のロールプレイ，実地で行う宿題などが進められていきます。支援者用マニュアルと参加者用ワークブックもあってわかりやすいです。プロ

グラムは入院中から始めて，薬物療法の学習や，精神症状への対処，退院についてケースワーカーと相談する練習，実際に地域で生活するための住む場所や昼間の活動場所の見学，地域で相談する人を決めて実際に相談に行ってくる練習など，退院後もプログラムを継続して，週2回・全部で16時間＋フィールドトリップ7時間で，成果を上げていました。

　わが国では制度が異なることから，国立精神・神経医療研究センターでの使用経験をもとに，米国のプログラムをアレンジして，日本版退院支援プログラムが作成されました。DVDも日本人の俳優が演じているのでわかりやすく，支援者用マニュアルと参加者用ワークブックがセットで市販されています[2]。このプログラムは参加者が受け身ではなく，自分で薬を理解したり，退院について相談したり，地域に出て行って退院後につながる予定の関係者に相談したりします。プログラムに沿って行動していくと，当事者を中心に支援者ネットワークが出来ていき，退院準備が出来上がる仕組みになっていることが特長で，プログラムを通して病院と地域の関係者が連携できるようになる仕組みが優れています。プログラムに沿って進めていくと，参加者の動機や周囲の状況が整って，退院準備が自然に出来てくるのです。このプログラムを用いた退院支援の実際は書籍化され，わが国ではいろいろな病院に普及しています[3]。

どのような回復の時期に，どのような人に有用か

　これまでの調査から，入院して1年を過ぎると，退院する確率が減少することがわかっています。もちろん退院が困難な理由がそれぞれにあり，身体合併症がある，当事者の病識が乏しくたびたび服薬中断している，支援者と関係性を結べない，家族との関係が不良，衝動行為などで緊急入院になったことがあるなどが，複合的に重なっています。そうこうするうちに周囲も本人も家族も退院を考えなくなり，退院困難事例となってしまうのです。このプログラムは，退院前の人に参加してもらいますが，特にこれまで何回か入院

歴のあるリピーターである人や1年以上退院ができない人に試み
てほしいと思います。

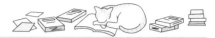

| エビデンス

　ほかの項目と異なり，このプログラムの効果研究を紹介します。
よく知られているように，長期入院患者が膨大（ぼうだい）な数に上るのは，わ
が国の精神医療の自慢できない特徴です。長期在院者の退院支援は
先進国ではすでに20世紀末までには行われており，新しい研究が見
当たりませんし，中国など精神医療の整備が途上にある国々では，
地域ケアの体制を初めから作っていっています。また中欧の国々な
ど，在院患者の地域ケアへの移行が21世紀に入ってから試みられて
いる国も，精神医療の実情は大きく異なるため，参考とすることが
難しいです。そこで，以下ではわが国における研究を紹介します。

　Sato S, et al. Psychiatry Clin Neurosci, 2012
　　[PMID: 23066765]

　退院支援プログラムの効果を検証するために，入院期間が長く退
院支援が必要な人たちの中で同意の得られたものを，無作為に介入
群(26人)と通常治療群(23人)に振り分けた。プログラム終了の時点
で退院困難度尺度のうち，治療の遵守（じゅんしゅ）下位尺度が介入群で改善傾向
を示し，自閉的生活下位尺度が有意な改善を示した。

　Anzai N, et al. Psychiatr Serv, 2002
　　[PMID: 11986501]

　統合失調症と診断され，退院困難要因を抱えている入院患者32
人(平均年齢46.8歳，今回の入院期間4年，対象者は全員がこれまで抗精神
病薬に十分反応していない)を無作為に介入群もしくは作業療法群に割
り付けて，介入終了後1年間の経過を追った。薬物療法は統制し
ていないが，治験中は変更しないことを原則とした。ベースライン
で両群に薬の知識などの有意差はなかったが，介入終了の時点で，
薬物や症状の自己管理スキルが有意に介入群で向上しており，その
効果は1年後にも持続していた。介入群では71％が退院になった

一方で，作業療法群は 20％であり，地域で生活した日数も介入群が有意に多かった。

　雄二さんは 40 代男性です。これまでに 8 回の入院歴があり，支援に疲れた家族が「もう戻ってこなくていいよ」というため，雄二さんも退院をあきらめていました。退院支援プログラムへの参加を主治医から勧められても，雄二さんは気乗りしないようでしたが，見学に行ったグループホームがきれいで住みたいと思ったことや，退院している先輩の話を聞いて，自分でもやってみたいと思うようになり，プログラムは休まず参加しました。主治医が家族に，自宅への退院はしないこと，訪問看護を取り入れて，調子が悪いときにも支援者がケアすること，経済面でも生活保護を受給できるようにするので家族に負担はかけないことを説明して，納得してもらうことができ，退院後も時々様子を見に行ってお総菜を置いてくるなどの支援をしています。これまでは退院後すぐに服薬を中断していたのですが，練習通りに副作用が嫌であることを主治医に相談することができ，本人が納得して服薬するようになりました。

　増田さんと山口さんは仲よし 2 人組で，もう 10 年近く療養病棟に入院しています。2 人とも両親が亡くなり帰る実家がなくなっており，配偶者もいないことから，「病院は何かあれば先生や看護師さんがいるし，友達もいるし，ご飯もおいしいし，外出して好きなものを買ってくることもできる。きょうだいに頭を下げて苦労するよりいいわ」と常々いっていました。2 人とも障害年金をもらっていましたが，預金通帳をきょうだ

いが管理し，その中からお小遣いをもらう状態でした。

　ところがある日，病棟医長といっしょに数名の看護師や心理士やソーシャルワーカーがやってきて，ホールに皆を集めて，「病院の方針で，1年以上入院している方は，退院してもらうことになりました。もちろん無理矢理ではなく，家族と話し合ったり，住むところを探したり，心配なことは何でも相談に乗りますから，解決して退院できるようにしましょう」と宣言しました。そのあとで，この病棟を退院して，近くで一人暮らしをもう1年以上続けている年配の男性が，一人暮らしの様子を皆に話す機会が設けられました。地域には仲間が集まる場所があることや，生活保護で暮らしているが，ちゃんとおいしいものも食べられることなどを話してくれました。そして「好きなときに起きて，好きなものを食べて，寂しいときは友達に会いに行く。退院してよかったです」としみじみ話されました。増田さんも山口さんも初めはパニックになりましたが，男性の言葉はこころに残りました。それでも「私たちは退院しないわ」といっていました。

　ところが主治医から，「新しい退院準備のプログラムに参加してほしい，どうしても退院したくなければそれでもよい」といわれ，しぶしぶ参加するようになりました。薬や症状の勉強も新鮮だったし，街中に出かけてスーパーのおいしそうなお弁当やお総菜，焼き立てパンに目を見張ったり，グループホームがきれいで快適そうであり，何よりきょうだいに迷惑をかけないようにソーシャルワーカーが生活保護の手続きを進めてくれるとのことでした。きょうだいもこの提案には喜び，「時々生活の様子を見に行きます」と協力を約束してくれました。退院後に仲間と集う場所として，歩いて行ける地域活動支援センターを選び，スタッフと話をして，いろいろ相談に乗ってもらえそう，と感じました。それからは1人で作れる安くて栄養たっぷりの料理の実習に2人は熱心に参加し，とうとう2人

はそれぞれ近くのグループホームに退院しました。

　訪問看護で顔を知っている人が自宅に来てくれるのも，安心材料でした。そして退院支援プログラムの第1期生として，次の人たちを励ます役割をしてくれるようになりました。

　集団で退院準備をするほうがお互いこころ強く，うまくいくようです。もちろん病院の確固とした方針が前提ですが。家族にも家探しなどの負担をかけず，心理的な応援をお願いすることもコツだと思います。

COLUMN
「病識」

　病識は次の3点によって定義されます。①自分の状態が以前と異なっていることが理解できている。②精神症状や身体症状が疾患によるものであることを認識でき，たとえば幻聴について，病名，症状，治療法などが理解できている。③医師などの専門家の指示に従って療養できる。この3点はある程度独立していて，病気であることは受け入れていないのに，服薬は続けている人もいます。双極症や統合失調症，アルコールや薬物の依存症，摂食症などで病識が乏しいのは，脳機能の低下（メタ認知の障害など）やスティグマ（社会からの疎外，蔑視）が強いことが原因と考えられています。スティグマの強い疾患では当事者自身がスティグマを内面化するようになるため，自分の疾患を否認して，あたかも問題がないようにふるまいがちです。措置入院など，精神医療との出会いが過酷でトラウマ体験になる場合にも，病気そのものの否認が起こります。このように病識の欠如は複合的な原因によって起こります。

　病識は，その程度により治療をうまく利用できるかどうかが決まるため，予後にも影響します。薬物療法により急性期から回復した後に持続する病識の乏しさは，その後の薬物療法や心理社会的プログラムでも改善はまだ今のところ限定的です。

　当事者といっしょに，気分の波が激しい世界や，幻覚や妄想がある世界を探検していると，当事者も支援者といっしょに症状を客観的に眺められるようになることがあります。当事者研究はその一例といえるでしょう。

5　症状自己管理プログラム

　慢性的な幻聴など持続的な症状があり，それが生活の妨げになる人は少なくありません。症状に鑑みて薬物の処方量が増えると，眠気などの副作用によりかえって生活の支障になることがあります。こうした持続的な症状とうまく付き合っていくために，個人に合った対処法をみつけていく学習プログラムが役立ちます。また本格的な再発の前に出現する前駆症状をモニタすることで，未然に再発を防ぐプログラムも開発されています。家族の協力や，すぐに対応してもらえる外来のシステムが必要になります。

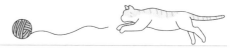

実施内容

　薬物療法が効果を上げていても，持続的な症状が残存する人は，残念ながら何割かいます（どんな精神疾患かにもよりますが）。またストレスや疲労などの影響で，持続症状が悪化することがあります。そのような症状とうまく付き合って，日常生活にあまり影響がないように工夫することで，再発を防ぐだけでなく，当事者の苦痛が減り，生活しやすくなります。

- 認知行動療法の手法を用いて，持続症状に置き換わるような，好きな活動をみつけたり，持続症状の受け止め方（認知）を変えたりする練習をする。何回か練習して，その後は自分でやれるようにする。自分に向いている対処法をみつけていくことがポイント
- 仲間に支援してもらって，自分が元気に過ごせるような活動をみつけていく。元気回復行動プラン（WRAP）が代表的なプログラム。仲間との付き合いは，対処法をみつけたら数回で終了することもあるし，定期的に仲間で集まりながら，いっしょに元気に過

ごせるように相互支援するやり方もある

■ 幻聴などに，その人なりの意味をみつけて，「声の持ち主」とうまく付き合っていく。代表例はヒアリングヴォイシズや浦河べてるの家の当事者研究など。仲間のコミュニティの中で行われるので，持続的な活動の一部として実施される。症状を除去しようとするのではなく，症状をいっしょに暮らしていくことを目指すもので，当事者の共感が得られやすい

■ 当事者個々人の再発の前駆症状を同定して，毎日モニタし，前駆症状が出てきたらすぐに受診することを目指すプログラム。双極症などでは，睡眠時間や1日の運動量の増加などが躁病相の前駆症状として役立つ。アクチグラムで運動量を計測するなど，身に着けて簡便にモニタできる機器が最近発達してきたので，それを利用することも研究的に試みられている。また前駆症状については，家族などの身近な人のほうがより気づきやすいので，家族といっしょにモニタするプログラムもある

■ 悪化のスイッチが入ったあと，明らかな悪化となるまでの期間はその人それぞれで異なるが，極めて短い人もあり，いずれにしても急な悪化に備えてすぐ受診できるような，医療へのアクセスを整備する必要がある。それぞれの前駆症状をみつけて，モニタの体制を作り，実際にモニタできるか練習し，悪化の徴候があるときの受診の仕方を練習するなどのステップを数セッションで実施する

どのような回復の時期に，どのような人に有用か

　維持期の人が対象になります。特に持続症状のために日常生活の支障が大きい人にメリットが大きいです。また過去に2回以上の再発を経験している人は，前駆症状のセルフモニタが役立ちます。症状に関心がある人，持続していても関心が薄く関係なく生活している人，そもそも症状を否認する人など個人差がありますので，症状への関心や興味がある人が向いています。

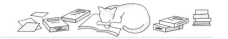

エビデンス

📄 Lean M, et al. Br J Psychiatry, 2019
　　[PMCID: PMC6499726]

　重く持続的な精神疾患の自己管理についてのランダム化比較試験を37件収集した。精神症状の軽減，入院期間の短縮，社会機能の改善，QOLに対し介入は有意な効果を上げていた。エフェクトサイズは小〜中だった。それだけではなく，症状に対処する自信を高め，パーソナルリカバリーによい影響を与えていた。

利用の実例

　本田さんは20歳のころから何回も躁病相で入院を余儀なくされていました。そのたびに障害者就労でうまくいっていた職場を休むことになり，結局は退職してしまうことが多かったのです。そこで主治医からの勧めで，症状自己管理プログラムに参加しました。これまでの躁病相の前駆症状を家族とともに振り返ると，①怒りっぽくなる，②口数が増える，③夜なかなか寝なくなるなどの変化があってから数日で入院となっていることがわかり，スタッフからノートをもらって，毎日寝る前にその3つのサインを，0：なし，1：いつもよりも徴候がある，2：はっきり徴候がある，の3段階でチェックするようになりました。自分では気づかないこともあるので，翌朝家族に確認してもらうことを決まりにしました。また本田さんは，恋愛感情が芽生えた，正義感が強く義憤にかられるできごとがあった，家族のことをとても心配したなど，感情を大きく揺さぶられると，前駆症状が出てくることにもプログラムの中で気づきました。そこで本田さんはそうした出来事があったらすぐに，臨時受診するか，電話で信頼しているケースワーカーに相談して，頓服してしっかり睡眠をとるなど，気持ちが落ち着くような取り決めをしました。それからは，何回か前駆

症状が出かかりましたが乗り越えることができ，幸い何年も入院せずに過ごせています。本田さんはそのことで自信がつき，主治医にもほめられて，気をよくしています。

6　疾病管理と
リカバリープログラム(IMR)

　これまでの症状自己管理や，精神障害についての知識を学ぶプログラムの成果を取り入れて作られたプログラムです。リカバリーできることをしっかり学び，参加者それぞれが個人の目標を持つところから始まり，その目標を達成するために精神疾患とどう付き合っていけばよいかを学びます。

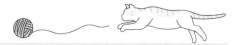

実施内容

　疾病管理とリカバリープログラム(illness management and recovery：IMR)は，米国連邦保健省薬物依存精神保健サービス部(SAMHSA)が，エビデンスに基づく心理社会的介入の普及を目指して編集したツールキットの1つです。日本精神障害者リハビリテーション学会が日本語版を作成して，ウェブサイトから無償でダウンロードできるようになっています。全部で40セッションからなり，リカバリーについて学んだあと，精神障害の症状や治療法，薬物や症状の自己管理，ストレスへの対処と再発防止などを仲間と学んでいきます。参加者の学習能力にもよりますが，1回に2セッション程度こなすことができますので，週2回実施すれば3か月程度で終了となります。テキスト，ワークブック，DVDがセットになっているので，支援者が認知行動療法や心理教育の経験がある人であれば，特別なトレーニングを受けなくても実施が可能です。

どのような回復の時期に，どのような人に有用か

　急性期を除けばどの時期でも実施できます。学習に興味がある人や，リカバリーを希望する人であれば，動機が高いのでなおよいと思います。

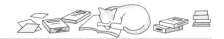

　IMR の効果研究のメタ解析はみつかりませんでしたので，身体疾患と精神障害の自己管理プログラム(複数の異なるプログラムが含まれる)のエビデンスを紹介します。

　Whiteman KL, et al. Psychiatr Serv, 2016
　　[PMCID: PMC5089924]

　重く持続的な精神障害を持つ成人では身体疾患の合併が稀ではなく，平均寿命も一般人口と比べて 20 年近く短いことが知られている。2015 年に文献を検索し，身体疾患と精神障害の自己管理プログラムの 9 件の効果研究が見出された。実用性や有用性が示されたが，人手がかかる，実施期間が長いなどの理由から，実際に行うのには困難が予想されている。

\ 💡ポイント! /

　　訪問看護師と作業療法士がペアで自宅を訪れ，身体と精神疾患のケアを行うとともに，定期的に当事者がグループで集まり，自己管理について学ぶプログラムも開発され，臨床研究が実施されています。

利用の実例

　大地さんは小さいころから人の輪の中に入っていくのが苦手で，1 人で本を読むのが好きでした。空想の世界で遊ぶのが唯一の自分の居場所だと感じていました。そんな大地さんは学校ではよくからかわれたりして，ますます自己卑下するようになっていきました。高校 1 年で不登校となり，徐々に統合失調症の症状が現れてきました。しかし大地さんはそれを親にも話さなかったので，病気とは気づかれないままでした。スクールカウンセラーの勧めでやっと精神科を受診し，

薬物療法が開始されました。幻聴はよくなりましたが、統合失調症という病名はますます大地さんの絶望感を強めたのです。心配した母親が大学病院に連れて行き、ちょうど始まろうとしていた IMR のプログラムへの参加を勧められました。大地さんは恐る恐る参加しましたが、スタッフに参加を大いにねぎらわれ、ほかの当事者からも暖かい声かけがありました。リカバリーについて学ぶ中で、仲間が大学や就職の目標を話すことがまぶしく感じられました。大地さんは初めて自分が変わっていけるのではないかと思うようになり、現実的な将来の生活を考えられるようになってきました。もともとコンピュータが好きだったので、専門学校に行き IT 関係の技術者になろうと思い、その夢に向けた第一歩として薬物療法や精神症状などの勉強をしっかりするようになりました。

7 認知機能リハビリテーション

　社会機能の低下には，神経認知機能や社会認知機能の障害が影響していることがわかっていますが，薬物療法ではまだ改善が難しいです。注意や記憶などの神経認知機能や，相手の表情認知などの社会認知機能をトレーニングするプログラムがいろいろ開発されており，徐々にエビデンスも得られ始めています。学校に行きたい，仕事につきたいなど，動機が明確なときに実施するとよく，また就労支援などのリハビリテーションと組み合わせて実施することで，より大きな効果が得られることがわかっています。

実施内容

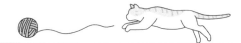

　統合失調症や気分症などでは，注意や記憶などの神経認知機能の低下がみられること，そのために社会機能に大きな影響があることがわかってきました。統合失調症では，発症するリスクの高い子供（親が統合失調症など）の追跡調査が行われており（ハイリスク研究），将来発症した子供は幼いころからすでに兄弟と比較して神経認知機能や言語能力が低い傾向があり，発症する少し前からさらに低下が起こり，急性期を通して低下している状態が続き，その後の経過でもほとんど回復しないことがわかっています。この神経認知機能の改善を図る薬物療法はまだ実用化されておらず，心理社会的治療としていくつかのプログラムが開発されました。これらは認知矯正療法と呼ばれていますが，筆者は社会参加を目指して認知機能の改善を図るところから，認知機能リハビリテーションと呼んでいます。

　訓練方法の違いから，次のような種類があります。

- より要素的な，情報処理の初期の段階（音そのものの認識や，前の音

との違いの弁別など）のトレーニングを通してより高次の認知機能の改善を目指す。音の微妙な変化を聞き分ける課題がよく知られている

■ リアルワールドでは複数の機能を同時に使用する場面が多いので，遂行機能によって課題の処理の道筋を頭に描きながら周囲への注意を維持したり，相手の話を覚えたりなどほかの認知機能を同時に使うことが求められる。そこで，パソコンゲームで遂行機能と同時に，処理速度，言語記憶，注意維持などの練習を行う

■ 遂行機能の向上のための練習を，紙と鉛筆を用いてドリル形式で行うトレーニング

■ 認知機能の改善をリアルワールドに結び付けていくブリッジング〔もしくはトランスファー（移行）〕を行うセッションが，前述の3つのトレーニングに組み合わされているプログラム。そのほか学習した認知機能をその場で応用していくリハビリテーション活動を併用することで効果が高まる

■ 認知機能の障害を代償するためのストラテジーの学習を促すプログラム，たとえば記憶機能をカバーするためにメモの上手な活用法を学習する

■ 認知機能の障害があっても，課題が遂行できるように，周囲の環境を整えるプログラム。注意がそれやすい人のために，衝立で仕切った仕事場所を用意する，自分で作業手順を組み立てないで済むように，一連の流れがわかるように，写真などを入れた視覚的な指示を用意するなど

　認知矯正療法(cognitive remediation therapy)には開発者によって異なる理論やプログラムがあります。わが国では，遂行機能を重視するNEARと呼ばれているプログラムが普及してきています。定期的な研修会を国内で受けることができ，修了すると実施するのに必要なライセンスが得られます。このプログラムは包括的なリハビリテーションを同時に行うことが基本であるとしています。英国で開発された思考スキルのためのプログラム，米国で開発された就労

支援と組み合わせて実施するプログラム，同じく米国で開発された基礎的な聴覚刺激の改善により高次の認知機能の改善を目指すプログラムなどが，わが国に紹介されています。筆者たちは多様な認知機能のパソコンゲームを利用したトレーニングを行ったあと，援助付き雇用と呼ばれるエビデンスのある就労支援を行うプログラムを作成し，効果研究を報告しました[4,5]。パソコンゲームは Jcores と呼ばれていて筆者たちが独自に開発したものです。そしてプログラム全体は VCAT-J と呼ばれています。研修を受けることで，Jcores の入手と実施許可が得られます。

　プログラムは市販のパソコンゲームを利用するものや，独自に開発された専用のパソコンソフトを用いるものがあり，紙と鉛筆を用いるドリル形式のものも出版されています。パソコンソフトでは，参加者の興味を引く画面などで意欲を高める，音声などで即時のフィードバックができる，個人に合わせて難易度の調整ができるなどの利便性があります。そしてたとえ失敗しても，たかがゲームなので気楽ですし，やり直して成功するのもすぐにできますので，失敗にもろく，意欲を失いやすい人にもよいと思います。

　ここまで紹介してきたのは，神経認知機能のトレーニングですが，相手の表情や感情，意図を認識する社会認知機能も，統合失調症などで低下することがわかっています。この機能のトレーニング法も開発され，日本語版が市販されています[6]。社会認知は文化の影響が大きいので，この日本語版は表情認知の課題(DVD が付属)を日本人の俳優で作り直すなど，苦心の上作成されています。

どのような回復の時期に，どのような人に有用か

　学校に行きたい，仕事探しを始めたいなど，リアルワールドでの生活を目指そうとするときに，認知機能リハビリテーションは最も役立つと思います。まず動機が明確です。それから認知機能の中でも得意なところ，苦手なところが支援者や当事者にもわかりやすく，苦手なことをカバーする方法も練習しますので，学校や職場で

の支援などがやりやすくなります。たとえば合理的配慮を企業が行う際の手がかりになります。そして認知機能リハビリテーションで学んだことをすぐに応用していくことは，効果の持続につながります。

 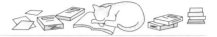

　神経認知機能や社会認知機能のトレーニング，SST などを統合して実施する複合的なプログラムの効果検証が，近年は目立っています。時間も手間もかかって大変ですが，エフェクトサイズの大きな効果が得られるようです。

Datta SS, et al. Cochrane Database Syst Rev, 2020
[PMCID: PMC7388907]

　2件のランダム化比較試験が見出され，介入群と統制群（通常治療群）との比較で，介入群では認知機能の一部が有意に改善したが，全般的な機能には差がみられなかった。認知機能リハビリテーション＋心理教育群と，心理教育のみを行った群とを比較した1件の研究では，認知機能をはじめ両群に有意差は認められなかった。

\ 💡ポイント! /

　認知機能リハビリテーションを単独で行うのではなく，ほかのリハビリテーションと組み合わせることで，認知機能の改善を社会参加の向上に結び付けていけると筆者は考えています。メタ解析でも，そうした複合的なプログラムのほうが効果が大きいことが報告されています。筆者は認知機能リハビリテーションを，就労支援とつないで実施することで，仕事の質や就労期間の延長効果があることを報告しています[7]。

　プログラムによって，週1回1.5時間で1か月間程度で終了するものから，週2回1回1〜3時間で，6か月間実施するもの，持続的に在宅の人を訪問して支援していくものなど，実施時間数もさまざまです。これまでのところ，実施時間数による

効果の違いはわかっていませんが，反復練習だけではなく，どのように課題をクリアするかというストラテジーを学ぶプログラムは効果が得られやすい，リハビリテーションプログラムなどの応用の場とともに実施するほうがよい結果が得られるというメタ解析の報告があります。

Stiekema APM, et al. Schizophr Bull, 2020
[PMCID: PMC7505172]

重い精神障害のために日常生活に困難があり，継続して支援が必要な89人に対して，看護師12チームを，通常の訪問にcognitive adaptation training(CAT)を加えたチームと通常の訪問のみのチームに無作為に割り付けた。CATでは自宅での生活が円滑にいくように，物の配置をわかりやすくしたり，服を順次着ていけばよいように配列したりという工夫を行った。介入12か月後で，介入群は遂行機能や視覚注意，日常生活の機能が有意に改善し，この改善は24か月後まで継続した。

＼ ☀ ポイント! ／

環境の改善の取り組みはまだわが国でもほとんど行われておらず，進展が望まれる領域だと思います。

利用の実例

角田君はおっちょこちょいだが明るくて，学校ではいじられやすかったそうです。成績は芳しくありませんでした。高校卒業後に就職しましたが，注意されると会社をやめてしまうことを繰り返し，徐々に家に閉じこもるようになりました。24歳で精神科を受診しましたが，活発な被害妄想がみられました。地域の福祉事業所などには，「障害者じゃないよ」

と反発して参加しようとしませんでした。外来で勧められて，認知機能リハビリテーション（VCAT-J）に参加しました。パソコンゲームが得意だったことと，トレーニングの様子をみて，障害者という感じではないところが気に入ったようでした。どんどんゲームをクリアして張り切っていましたが，うまくいかないとやみくもにクリックするところがみられました。遂行機能のセッションでうまくできず，「こんな子供のゲームなんて役に立つのか」とイライラしており，「馬鹿にされてる」ともつぶやいていました。

　その次の会は初めて欠席したので，担当スタッフが外来で話を聞いたところ，仕事でわからないことを聞くことができず，失敗すると，周りに馬鹿にされていると感じてやめてしまうことがわかりました。スタッフは角田君のこれまでの参加状況や，皆にうまくクリアするやり方を教えてくれていたことなどを思い出してもらい，苦手なところをいっしょにやってみることになりました。慌てないで，失敗が続いたら一息入れてコーヒーを飲み，気持ちを落ち着かせることにしました。スタッフはそっとヒントを出す程度で，角田君がチャレンジし，うまくいかずにヒートアップしてくると，「ひと休みしますか」と声かけをしました。結局彼のやり方でゲームをクリアし，「慌てないことが大事だね」といっていました。馬鹿にされていると思ったのは，自分の考えすぎということも自分から気づくことができました。また自分の得意なこと，苦手なことも，彼なりに整理ができました。こうした体験が，その後の就労支援に大きく生かされて，新しくついた仕事では，あらかじめ得意なことや苦手なことを伝えていたので，担当する仕事を配慮してもらえました。また失敗しても被害的にならないで乗り越えることができました。

「身体活動-対人交流」プログラム

　ここに分類されているのは，いわゆるレクリエーションといわれている活動で，作業療法士が中核になって行われることが多いと思います。ここまで紹介してきたプログラムが，参加する個人の回復や新たな知識やスキルの獲得を目的とするのと比べると，たとえば病棟やデイケアの集団など，心理社会的プログラムを行うプラットフォームがより活性化したり，個々のメンバーのつながりが増えたり（集団の凝集性が高まる），集団の雰囲気を変えたいときなどに実施されることが多いです。クリスマス会などの季節の行事，室内でのゲーム大会や卓球大会などのイベント，外出プログラムなどがよく行われています。楽しい時間を過ごして，皆が笑顔になり，集団全体の活気が出てきたら，プログラムは成功ということになります。

　プラットフォームのメンテナンスは大事な作業で，毎日田んぼの土手を見回って，水漏れがないか目を配り，小さいひび割れでもすぐ手当てするのと似ています。たとえば病棟で特定の具合の悪い当事者を，何人かのグループが盛んにスタッフに苦情を持ち込んで排斥しようとしたり，トイレでタバコを吸っているのがみつかり急遽退院になった人のうわさが広まって，退院させられた人への同情とスタッフへの怒りがみられたりするようなときは，入院している当事者の人たちが何か暗い感じで，落ち着かず，ちょっとしたトラブルが起こりやすかったりします。スタッフは，直接苦情を訴えてくる人はむしろありがたい存在ととらえて，じっくり相手の意見を聞くことが必要です。

　病棟の患者さんたちのミーティングがあれば，一見何でもないようなトラブルでも，どうしたら防げるか，皆の意見を聞くようにし

ます。こうした地道なメンテナンスの上に，時折楽しい行事が企画されることで，雰囲気を変えることができます。元気になって退院する人を皆で拍手で送るだけでも，ずいぶん雰囲気がよくなります。そんなの治療と関係がないんじゃないかと思う人もいるかもしれません。確かに内因性精神疾患の人は，雰囲気にはあまり影響を受けないようにみえます。しかし皆こころの病で治療を受けているわけですから，そうしたプラットフォームの雰囲気やスタッフへの信頼，入院仲間同士のよい関係は，地球を守る大気のように直接当事者の人たちを包み込み治療の進展に影響を与えます。反対にあつれきが積み重なってくると，心理社会的プログラムも参加する人が減ったり，雰囲気が悪くなったりして，楽しむことや学習に影響が出てきます。

　もともと集団に入るのが苦手な人，病状から楽しむことができない人，はりきりすぎて調子を崩す人などがいますので，1人1人について目配りが必要です。レクリエーションの計画の中で，心配な人は誰と誰か，どうスタッフがフォローするか，もしくは参加したくない人のために逃げ場所を確保できるかなども考えておきます。ちょっとしたお役目，たとえば七夕まつりであれば皆の短冊を笹に飾るお仕事や，食事会であれば，皆に渡すメニューを何人かで作るなど，少人数での作業があると居場所になりますし，行事にも参加しやすくなります。能動的に動ける人であれば，ストレスを感じた場合にはさっさと外泊してしまうかもしれません。それはそれで，その人の社会行動ととらえます。

　長期入院が当たり前であった時代には，こうした行事を病棟全体で定期的に行うのが慢性病棟のスタッフの役目でもありましたが，今はそうした余裕のないところがほとんどと思います。それでも病棟の雰囲気に影響を与える（あるいは受ける）一部の人たちのために，ちょっとしたレクリエーションを計画することも必要だろうと思います。現在ではデイケアや福祉事業所など集団運営が重要な場所で，この領域のプログラムは必要性が高いかもしれません。

かつて治療共同体の実践が行われた時代には，当事者もスタッフも役割を持って，対等に企画から実施まで関わりました。現在は「入院」という限られた期間での実施となるので当事者の人たちが企画して準備をして，という時間がなく，病状が悪いうちは動けないし，よくなったらもう退院，というケースも珍しくなく，スタッフが主導して実施するのが精いっぱいではないかと思います。しかし，たとえば初めと終わりの挨拶を当事者の人にしてもらう，おやつの買い出しをするスタッフを手伝ってもらうなど，ちょっとしたお役目をお願いすることで，スタッフと当事者の距離が縮まって，気楽に話がしやすい雰囲気になりますし，より対等に病棟の課題を考えていく素地になります。前述したように，デイケアではさらにそうした役割作りの必要性が高くなります。

　こうしたプラットフォーム作りは，どんな集団でも必要であるし，そこを基盤にして心理社会的プログラムは行われるので，大事にしなければなりません。残念ながら，量的研究に基づくエビデンスは報告されていませんが。

　筆者が一番大事にしている行事は「卒業式」です。無事回復して治療の場を離れて，社会に戻っていく人のための区切りの会ですが，花束を贈る人，作業療法で作った折り紙を贈る人などさまざまです。当事者仲間たちが思わぬメッセージを寄せてくれたり，「卒業生」のあいさつが，これから回復を目指す人たちのこころの灯になったりします。何よりも，晴れがましい「卒業生」の顔をみているだけで，仲間やスタッフは励まされます。

　ここでは，いくつかよく行われるプログラムを紹介します。こうしたプログラムは，スタッフが準備をして，当事者の人たちに参加者や観客として携わってもうこともできますし，企画や準備，小道具づくりなど，最初から当事者に加わってもらうこともできます。プログラムの実施目的や，参加者の状態によって，どの程度運営を当事者に分担してもらうのがよいかは異なってきます。スタッフが主導権をとって準備万端やるほうが効率がよく，当事者に加わって

もらう場合は事前の話し合いを丁寧に重ねる必要があるなど，手間暇がかかります。それでも当事者に企画から参加してもらうとスタッフと当事者との人間関係の格差が薄れ，当事者の能力を引き出すことや，自信の回復につながるので，スタッフに余裕があれば，ぜひ実施してほしいと思います。

　もう1つ大切なのは参加者の数です。少人数では盛り上がりに欠けますが，みている人のほうが多くなってしまうような大人数でも，皆が十分に楽しむことや，力を発揮できるように助けることができなくなります。場所や時間とともに，スタッフ数や参加者数をよく考慮して計画します。

1　運動会

　本格的な運動会というよりは，事前に練習の必要がなく，体力がなくてもできるような，室内の短距離でのパン食い競走，ボールをお玉に乗せて運ぶ競走，低いカゴめがけての玉入れ，借り物競走など競技を工夫します。思わぬ人がはりきってがんばったりすることで皆も楽しみますし，1等賞は大人でもうれしいものです。転倒には気を付けますが，手軽に準備ができ，多くの人が楽しめるプログラムだと思います。

2　ほかの施設とのスポーツの交流試合

　最近では本格的なフットサルや，グラスホッケーなど，素晴らしい試合を展開し，当事者の全国大会が開かれるような競技もあります。用具，コーチ，練習場などが必要になってきますが，学校に行けずクラブ活動の楽しみを知らなかった人たちが，目いっぱい力を発揮する姿をみていると，リカバリーのプロセスをまさに進んでいくのを感じます。チアリーダーとしてはりきる人もいます。

　一方で，卓球などは体力がなくてもできますから，皆が参加でき

て，思わぬ熱戦に盛り上がったりします。結構攻撃的な人，のんびりボールを返す人など，それぞれの周囲との関わり方も垣間みえます。審判や得点係などを当事者にゆだねることもできます。ボッチャなど障害者用のスポーツも目にする機会が増えましたね。

3　カラオケ大会

　カラオケ好きの人は多いと思います。1人カラオケ，数人の仲よしグループ，大勢の前で歌い入賞者を決めるなど，何を目的にするのかによって，いろいろに使うことができ，準備も簡単で便利です。騒音対策だけはしっかりとしましょう。病院で病状が悪い人が臥せっているのに，カラオケが響き渡るというのではまずいです。

4　ひな祭り，お花見などの季節の行事

　部屋を飾り付けて雰囲気を出すために，必要なものを買いに行くところから始まって，行事の段取りやメニューを決めるなど，季節の行事は準備段階からいろいろやることがあるので，できればそこから当事者に参加してもらいたいところです。準備として作業療法などの①「身体活動−課題達成」プログラムを持ち込むことで，対人交流が苦手な人でも参加しやすくなり，回復のためのよいステップになります。スタッフがはりきって素敵な飾り付けをしても，当事者の人たちは案外喜びません。やはり自分たちの手で作る喜びのほうが実感しやすいのです。

5　ゲーム大会

　伝言ゲーム，いす取りゲーム，ジェスチャーゲームなど，年齢にかかわらず集団で楽しめるゲームはいろいろあり，能力や体力がなくてもよいようにアレンジすれば皆でにぎやかに過ごせるので，人

気があります。小道具を作るなど準備にある程度手がかかりますが，作業療法士の活躍の場ですね。チーム対抗にすることで，スタッフも当事者も区別なくいっしょに勝利を目指すなど，垣根のない楽しい時間になります。

6　おやつ作りと会食

　厨房がなくても，ホットプレートや電子レンジを使って，簡単なおやつを作るレシピが普及していますので，食材の準備をすればあとは手軽に行えるプログラムです。粉をこねたり，焼いたり，洗い物や盛り付けなど，工程もいろいろあるので，皆が何らかの役割を持って参加することができます。主婦の人が大活躍して元気になったり，男性の場合だとしばしば全体を仕切ってリーダーシップをとったりなど，これまでの社会的役割によって培われた能力が発揮されます。

　何といっても甘いものを皆で食べるのはいやされる時間で，病棟に甘いホットケーキのにおいが流れてくると，普段は顔を出さない人も皆の中にやってきたりします。できたおやつを保護室の人たちに届けるのも当事者にお願いし，とても喜ばれました。

「言語-対人交流」プログラム

　このプログラムには 2 種類あります。1 つはコミュニティミーティングです。かつては治療共同体のコミュニティミーティングを模して，集団全体のルールについて話し合うことが行われていました。しかし急性期治療が中心になるにつれ，治療共同体の考え方はうすれて，集団全体の大きなルールはスタッフ会議で決める一方で，ミーティングは，明日の外出はどこに行こうかとか，カラオケの音量をもう少し下げてほしいなど，集団の運営そのものではなく，より当座の問題を話し合う場になっており，「言語-課題達成」領域の活動になっていると思います。かつてとは異なるにしても，筆者はミーティングは集団の状態をみることのできる窓の役割を果たしていると考えています。

　もう 1 つは，当事者研究，集団精神療法など，個人またはグループの内部で起こっていることを言葉で探求しようとするプログラムです。これらは多くの成書がすでにあり，また本書の守備範囲を越えますので，これ以上は言及しません。実施のための技術が必要であり，また適用となる疾患や当事者の特性があります。資格や経験を持ったセラピストによって実施されるため，広く普及するのが難しいです。

　就労など社会参加の際に「自分のことを知っている」ことは大切ですので，最近は自分の「トリセツ」(取扱説明書)を作る試みがみられます。めいめいが自分にどう接してほしいか，まとめたものです(→ p.146)。自己認識が基盤にあって初めて，ほかの人にもこうしてほしいといえるようになるので，当事者研究と連動して取り組まれたりします。

　またほかの当事者や家族の体験談(リカバリーストーリー)を聞くことも，話し手と聞き手の双方に，とてもよい機会になります(→ p.146)。

家族支援プログラム

　家族支援プログラムはこれまで述べてきた4つの領域の中では，「言語-課題達成」～「言語-対人交流」にまたがるものですが，特有の歴史や意義や実施方法があるために，別枠で紹介します。

　相田さんは50代の会社員で，奥さんが長年入退院を繰り返しています。奥さんの受診に相田さんはいつも付き添ってこられ，きちっとタイをしめた会社員と，お化粧もせず白髪を乱したままの奥さんはどうみても不釣り合いなカップルでした。主治医は相田さんの献身をいつもねぎらいましたが，相田さんは黙って話を聞いていました。ある日奥さんが新型コロナウイルス感染症に罹患してしまい，相田さんだけ受診しましたが，ぽろっと「コロナで亡くなってくれたらよかったんですが」とこぼし，主治医は，相田さんが内心のつらさを押し隠しつつ，懸命にケアをしていることにあらためて気づき，これまで触れてこなかったことを後悔したのでした。

　家族ほど，当事者を思い，ずっと支えていこうとする人はほかにいません。家族の接し方によって，再発率が大きく影響されることがわかって，家族のための教育プログラムが開発されたところから，現在の家族支援プログラムは始まっています。家族心理教育はもともとスティグマの多い統合失調症について正確な情報を知ってもらうとともに，家族が当事者とどう接していったらよいか，コミュニケーションの在り方について学ぶプログラムとして開発され，明確な再発防止効果が現れたことで広く普及しました。しかし

今では，家族だけでなく，身近に接している誰でも，統合失調症の再発に影響があることがわかっています。また統合失調症の家族では，当事者を献身的に支えるがゆえに，慢性の身体疾患を抱えている人の家族と比べて，不眠などの精神症状がある人の割合が明らかに高いことがわかっています(身体疾患の罹患率は高くなりません)。そのため，家族を単に治療の協力者と位置付けるのではなく，家族にもそれぞれの人生や生活があるという理解が生まれ，家族にもリカバリーが必要であるという考え方が広まってきました。それに合わせてプログラムでも，当事者とともに家族も元気に生活できることを目指すようになりました。家族が経過に影響を与えることは統合失調症に限った話ではなく，気分症，摂食症，認知症などでも家族支援プログラムが普及してきています。

1 集団家族心理教育（当事者は含まず，支援者と家族のみ）

▌専門家による講義

専門家による講義の形で開かれる家族教室では，統合失調症にはなぜ幻覚や妄想が起こるのか，どんな経過をたどるのか，再発を防ぐ工夫などの情報を，わかりやすいパンフレットやプレゼンテーションソフトを使って提示します。特にスティグマを意識して，脳の病気であることや，育て方や遺伝によるものではないことが強調されます。当事者グループのコンボ(https://www.comhbo.net/)がわかりやすいパンフレットを市販していますので，利用すると便利です。

▌国府台モデル

「国府台モデル」と呼ばれる，統合失調症のさまざまな問題に対処していく方法を，支援者がリーダーになって複数の家族で学び合うやり方も普及してきました。国府台モデルでは，互いの家族が力をもらってリカバリーしていくことを重視しています。たとえば，あるお母さんから「せっかくおいしい朝ご飯を用意しているのに，声

をかけても起きてこないし，あげくにお昼過ぎに起きてきて，朝ご飯を食べないのをみていると，いらいらしてきてつい叱りたくなるんです」という困りごとが出されると，「うちもそうだったわ」とすぐに共感の言葉が返ってきます。「薬が強くて朝起きられないのでは。主治医に相談してもよいと思います」「しばらくは意欲が出なくてごろごろしている時期だと思うので，もう少し待ってもよいかも」など的確なアドバイスも出てきます。支援者がサポートしながら皆でいろいろなアイデアを出し合って，最後は困りごとを出したお母さんがどうしたいかを選んで，必要があれば当事者にどのように声をかけるかの練習をします。ここでは相手を何とかしたいという力みから離れて，お母さん自身が落ち着いて対応する方法を学びます。国府台モデルは，日本心理教育・家族教室ネットワークという，専門職の団体が中心になって普及に努めています。

集団心理教育を行う際の工夫

退院間もない当事者の家族や，デイケアに参加し始めた当事者家族が数人集まり，精神障害の治療や経過などの情報を学ぶ講演1時間と，休憩を挟んでのグループワーク2時間の構成で，月2回で半年間といったやり方や，初めに講演を1日がかりで学び，その後は月1回のグループワークを行うなど，いろいろな運営方法があります。「初めて外で病気の子供の話ができた」「久しぶりに子供と離れてゆっくり自分の悩みを話すことができた」などの感想が聞かれます。

2　単一家族心理教育

単一家族心理教育の内容

支援者と1家族で実施します。当事者の病状に合わせた情報提供や，なかなか大勢の中ではいいにくい，家族の深刻な課題なども話しやすくなります。また家族間のコミュニケーションに直接介入

できるメリットもあります。

　精神疾患についての情報提供を1時間，その後支援者と家族全員による，家族同士がお互いによいと思っているところをほめ合うコミュニケーション練習や，家族内でのもめごとなどを皆で知恵を出し合って解決していく問題解決技能訓練を行います。たとえば当事者が1か月のお小遣いを値上げしてほしいと頼む練習などです。

利用の実例

　長男が隣家に押しかけて警察沙汰になり措置入院になりました。家族全員が不安で彼の退院を避けようとしていました。

　プログラムの1回目はひと通り統合失調症の経過や治療について説明し，これからゆっくり回復していくことを説明しましたが，父母ともに懐疑的で，希望的な考えにはなれないようでした。

　2，3回目はコミュニケーション練習でしたが，父親が「本当によくなるんですかね」と不機嫌で，母親は身なりをかまわない息子を痛ましそうに眺めており，息子は下を向いたままでした。そこで支援者は，最近やってもらってよかったことを家族の誰かに伝えてみることを提案しました。母親が息子に「うちのご飯はやっぱりおいしいといってくれてうれしかったわよ」と伝え，父親は「お母さんが好物を一生懸命作ってくれて，やっぱり母親だね」と応じました。最後に息子はボソッと「心配かけてすみません」といい，そうした発言は初めてだったので両親を驚かせました。少しずつ家族内のコミュニケーションが変わっていきました。

　4，5回目は問題解決の練習で，父親が司会，母親が書記の役を引き受け，支援者も加わって，長男が会社を退職するかどうかが話し合われました。退職する場合と，休職をしばらく続ける場合とで，メリット，デメリットを話し合い，最後に息子

から「今しばらく休職して調子をみて，その上で退職するかどうか決める」と妥当な意見が出て，皆で納得しました。こんなふうに家族全員が冷静に話し合ったのは本当に久しぶりだったそうです。

3　複合家族心理教育

　当事者も含めた複数の家族が集まって心理教育に参加するもので，英米の家族心理教育はこの形が一般的です。講義形式の情報提供と支援し合う力を高めるグループワークや問題解決技能訓練を行います。米国連邦保健省薬物依存精神保健サービス部(SAMHSA)編集のツールキットシリーズでも，複合家族心理教育が取り上げられています。実施方法は家族のみの場合と変わらず，情報提供を中心に教育セッションを実施した後は，グループで問題解決など，家族間のコミュニケーション改善やあつれきを減らすためのセッションを行っていきます。筆者の経験では，ほかの家族の子供の話を聞いて，自分の子供の気持ちを冷静に理解できたり，子供がほかの親の話を聞き，自分の親が何を心配しているのかがわかったり，お互いの気づきがあって面白い展開でした。

　ただ SAMHSA で紹介しているプログラムは，初めは密度を濃く，その後はゆっくり間隔を空けながら3年間にわたり実施するもので，前述した IMR(→ p.93)もそうですが，エビデンスを求めるとどうしても重厚長大なプログラムになりやすく，なかなかわが国では普及しません。英米でも識者に聞くと，保険の適用がなかったりするために，なかなか実施されておらず，効果が明確であるにもかかわらず普及しない(evidence-practice gap)代表格になっています。わが国で行われているのはほぼ簡易版です。回数の短いプログラムの効果研究もレビューされていますが，やはりエビデンスは落ちるというのが正直なところです。このあたりが家族心理教育にかかわらず，evidence-practice gap になっています。これはあくま

で筆者の意見ですが，やらないよりはやったほうがよいので，簡易版の限界を意識しつつも，上手に活用すべきだろうと思っています。

4　家族による家族心理教育

先輩家族がファシリテーターとなって行う家族心理教育で，より仲間同士の助け合いが明確です。家族会などで取り組まれており，統合失調症だけではなく，摂食症などでも取り組まれるようになっています。evidence-practice gap への対策の１つとして，家族による心理教育は広がっており，大事な試みと思います。

> **利用の実例**
>
> 有里さんは長女が統合失調症であることがわかり，自身の乳がんの発見とも重なってとても動揺してしまいました。幸い地元の家族会の先輩たちに支えられ，娘さんの回復も順調で，少しずつ余裕を取り戻していきました。ある日，家族会の会長さんから，「近くの家族会で講演をすることになったので，あなたもやってみましょうよ」と背中を押され，会長さんが講演した後に，初めて体験談を披露しました。声が震えてとても緊張したそうですが，何とか話をすることができ，聴衆の拍手を浴びて，達成感を感じました。その後も娘さんが順調に結婚や子育て，さらに復職と進んでいきましたので，その体験を聞きたいという人が増え，有里さんもすっかり貫禄が出てきました。今度は先輩家族として，新人といっしょに講演会に出かける予定です。

5　きょうだいの集まり，当事者の子供への支援

家族は親とは限らず，きょうだいであったり，子供であったり，

配偶者であったりしますが，立場が違うと抱える困難はずいぶん違ったものになります。最近は当事者のきょうだいの集まりや，子供の立場からの体験発表なども珍しくなくなりました。

　近年はヤングケアラーと呼ばれて，本来であれば保護を受ける立場の若年の家族が，ほかの家族の世話をしているケースがかなりあることがわかってきました。経済的にも，病気の家族に代わって大人が働きに出るために，残された若い家族が家事や介護をせざるを得なくなるケースも多いです。これまでは表に出てこなかったですが，「偉いね，よくがんばっているね」と周囲に褒められて，介護する方向にますます追いやられてしまうといわれています。子供は周囲の大人から説明をしてもらえないまま，妄想を持つ親に理不尽な扱いを受けたり，放置されたりして，こころの傷を負い，成長してからは原家族から離れていってしまう人もいます。病気の家族の理解や感情的な受け入れのためにはもちろん正確な情報が必要ですが，それだけではなく公的な支援制度が必要な領域で，ヤングケアラーを支援する仕組みの創設が求められます。

6　家族会

　当事者の家族によるセルフヘルプグループで各地に設立されていますし，県単位，全国単位の連合会も整備されています。心理社会的プログラムとは異なりますが，大事な社会資源なので，あえて掲載しました。

　活動としては，講演会やお互いの悩み相談，精神障害に関わる法制度の変更があった場合の勉強会や，他所の家族会と連携して権利擁護の活動をしていくなどが主に行われていると思います。相互交流の中から関係が生まれ，会の終了後にいっしょにお茶をしたり，誘い合って温泉に出かけたりして，子供が病気になってから果たせなかった交友の時間が持てるようになり，お互いに支え合う場になっています。専門家はあくまでわき役ですが，場所の提供や，会

の運営のノウハウ，必要な種類の作成などの手助けをしていること
が多いと思います。

　最近は家族会も老齢化が進んでいて，後継者不足で困っていると
ころが多いと聞いています。家族による心理教育などの形で，力を
持つ家族が増えて，家族会の運営が楽になることを願っています。
みんなねっと(公益社団法人全国精神保健福祉会連合会)(https://seishinho-
ken.jp/)は各地の家族会の連合組織で，大会を開いたり機関誌を発
刊して情報交換をしたり，家族のための電話相談，スティグマを減
らし権利擁護を行うなどの活動をしています。

文献
1) 池淵恵美：統合失調症の個人面接ガイドブック. 金剛出版，2023
2) 井上新平，安西信雄，池淵恵美(監修)：精神障害を持つ人の退院準備プログラム. 丸善出版，2006
3) 井上新平，安西信雄，池淵恵美(編)：精神科退院支援ハンドブック——ガイドラインと実践的アプローチ. 医学書院，2011
4) Matsuda Y, Morimoto T, Furukawa S, et al: Feasibility and effectiveness of a cognitive remediation programme with original computerised cognitive training and group intervention for schizophrenia: a multicentre randomised trial. Neuropsychol Rehabil 28: 387-397, 2018
5) Yamaguchi S, Sato S, Horio N, et al: Cost-effectiveness of cognitive remediation and supported employment for people with mental illness: a randomized controlled trial. Psychol Med 47: 53-65, 2017
6) デイビッド・ロバーツ，デイビッド・ペン，デニス・コームズ(著)，中込和幸，兼子幸一，最上多美子(監訳)：社会認知ならびに対人関係のトレーニング(SCIT)治療マニュアル. 星和書店，2011
7) Ikebuchi E, Sato S, Yamaguchi S, et al: Does improvement of cognitive functioning by cognitive remediation therapy effect work outcomes in severe mental illness? A secondary analysis of a randomized controlled trial. Psychiatry Clin Neurosci 71: 301-308, 2017

第 4 章

場面別にみる
実施してほしい
心理社会的プログラム

精神科急性期病棟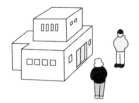

　急性期病棟では在院期間の縛りがあり，精神障害や回復ステップ（→ p.34，**COLUMN** 参照）の異なる人たちが混在しています。そのため1人1人個別に，それぞれの疾患について知っておいてほしいことを伝えたり，治療の説明，退院後の社会参加の方向についての話し合いが行われます。一方で集団で行うメリットのある心理教育や服薬教室，家族心理教育，社会参加のときに役立つ社会制度についての説明をぜひ実施してほしいと思います。さらに，できれば回復してきた人たちのための身体活動や，再発防止プログラムを実施したいところです。

　病棟がどんな看護体制をとっているかによって，1ベッドあたりの基本単価が異なりますので，配置できるメディカルスタッフの人数も異なります。医師と看護師は必要数が決められていますが，そのほかに精神保健福祉法の規定から，精神保健福祉士の配置も必要になります。そして必ずしも病棟の専属ではなくても，心理職，作業療法士，薬剤師，管理栄養士が，ケースごとにチームを組んで治療に関わっていると思います。病棟の施設基準をクリアするために入院期間に縛りがあるので，急性期症状が収まれば退院前訪問などを経て退院します。こうした条件によって，行えること，行うべきことは異なると思います。本項では，精神科急性期病棟にどんな心理社会的プログラムが必要とされているか，限られたスタッフの人数を前提とすると何が現実的なプログラムか，について考えてみます。

　急性期病棟では，1人1人の回復段階がさまざまなために，グ

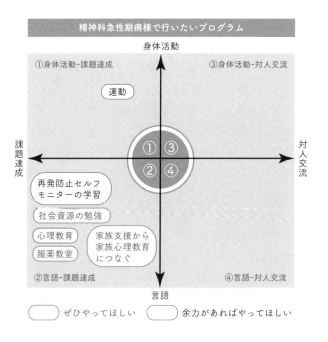

精神科急性期病棟で行いたいプログラム

身体活動

①身体活動-課題達成　　　③身体活動-対人交流

運動

課題達成　　←　① ③ / ② ④　→　対人交流

再発防止セルフ
モニターの学習

社会資源の勉強

心理教育　家族支援から
家族心理教育
服薬教室　につなぐ

②言語-課題達成　　　④言語-対人交流

言語

ぜひやってほしい　　余力があればやってほしい

ループでプログラムを実施するのは難しい場合があります。そのために受け持ちスタッフが個別に必要な心理社会的プログラムを進めることも多いと思います。一方で，グループで行うプログラムで求められる当事者にわかりやすく説明する技術や双方向に行うコミュニケーションの取り方などは，個別のプログラムの場合にも生きてきます。スタッフのトレーニングを兼ねてグループでのプログラムに取り組み，基本的な方法を習得しておいてほしいと思います。

> ## ぜひやってほしいプログラム

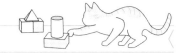

✍心理教育，服薬教室

　じっくり取り組む時間がなかったり，また回復途上で集中力も不十分だったりするので，グループで実施する場合には，コンパクトに必要なことをまとめて，数回程度で実施します。わかりやすいイ

ラストや，要点をまとめたパンフレットを使い，あとで参加者が
ゆっくり勉強できるようにします。

　初発エピソードの人や，まだ回復途上の人では，自身の精神疾患
を受け入れられないことはまれではありません。そういう場合に
は，専門家対当事者という形になるのを避けてグループで実施する
ことで，同じような症状を持っていて，薬の効果が共通している仲
間を通じて精神疾患を受け入れやすくなります。病識がしっかり改
善するまでとはいきませんが，精神疾患であることの認識が芽生え
てきます。グループと並行して，受け持ちスタッフと当事者とで個
人のための心理教育を行うと，グループで学んだ客観的知識を，個
別の体験と結び付けて理解しやすくなります。客観的な知識と，主
観的な体験とが結び付くことが重要だと筆者は考えています。な
お，まだ回復途上であったり，学習障害があったりして，せっかく
プログラムに参加しても，ほとんど覚えていない人もいます。それ
でも何か1つは記憶に残ることがあればよし，と考えて完璧を求
めないようにします。

❂個別の家族支援から家族心理教育につなぐ

　急性期での入院では，その前後で家族が当事者の病状に振り回さ
れて混乱したり，疲弊したりしていることも少なくありません。
いったい何が起こっているのか，うまく理解できない家族もいま
す。いずれ当事者がよくなってくれば家族も落ち着いてくるのです
が，それまでの家族の不安は相当のものです。そこで，受け持ちス
タッフが家族に精神疾患についての知識を提供し，家族が当事者に
どのような接し方をするとよいか，学んでもらいます。もし病状が
許せば，当事者もいっしょに参加できると，家族全体が同じ知識を
共有でき，また家族の関係性もみることができますので，退院準備
に役立てることができます。

　これは急性期に限らず，また家族心理教育の実施方法が異なって
も共通する課題ですが，父親は仕事の関係でなかなか来院しにくい

ですが(今は共働きが多いので，母親も事情はいっしょですが，まだわが国では家族のために仕事を休むのは母親という文化が根強く残っていると思います)，父親の参加があると母親はぐっと楽になります。もとよりそれぞれ異なる役割を持ちつつ家庭を営んでいるわけですし，父親の役割が欠けていると，母親は1人で当事者と向き合って，守っていこうとしますので，母子の密着構造が生じやすく，父親は疎外されて，母子密着に批判的になりやすいです。ですから父親が参加してもらえるときには，支援者のほうでもしっかり父親をねぎらって，父親とよい関係を築く努力をします。

　当事者の症状が改善してきて家族にこころのゆとりが出てきたら，たとえば月2回半年コースなどの家族心理教育プログラムを勧めます。家族が精神疾患を受け止められるようになることで，家族のこころの安定につながりますし，家族の生活も元に戻っていくことができます。そして家族会(家族のセルフヘルプグループ)へとつないでいきます。

✐退院後の生活について，当事者・家族とともに社会資源の勉強をして検討する(単一家族心理教育でも，複数家族や当事者グループの心理教育でも行われます)

　心理教育では，精神障害の経過，症状，治療法などとともに，退院後に生活する上で役立つ社会資源の情報も提供します。退院までの時間が限られている急性期病棟では，その後の生活に直結する社会資源の勉強が特に重視されます。急性期病棟では入院後すぐに，ソーシャルワーカーが中心になって，生活状況や家庭環境，障害年金など利用できる社会資源を調べて，退院の方向性がみえるように動き出します。その情報は，新患カンファレンスなどで，スタッフの中で共有，検討されます。そして家族や当事者に退院後の生活についての説明を行い，必要な手続きをサポートします。退院前訪問指導が実際に行われるようになったので，実際の家庭の状況がよりわかるようになりました。そうした情報が受け持ちスタッフに

フィードバックされ，心理教育でたとえば年金制度について学んでもらうなどの準備ができます。当事者といっしょに，希望するグループホームに見学に行くことも大事なステップで，退院後の生活のイメージがつかめます。

　家族の中だけで相談していると，意見が対立した場合に身動きが取れなくなりますが，ほかの当事者やスタッフといっしょに検討することで，客観的な情報が入ってきますし，仲間のアドバイスは受け入れやすいのが一般的です。その上で，当事者が「自分はどうしたいか」を決められるように支援するわけですが，初めは現実から離れた考えであったとしても，徐々に修正されて，最終的に本人が決定する，という流れが大切です。本人が妥当な判断ができるようにするには，認知行動療法の技法の1つである問題解決技法がとても役立ちます。

　退院を目指すようになってくると，定期的な個人面接が軌道にのってきます。個人面接については拙著[1]を参照いただけるとよいですが，心理社会的プログラムで学んだことを，その人の状況に合わせて考えてみる，または本人が考えたことや感じたことを，集団の中で実践してみるということで，個人面接は，リアルワールド（→ p.23, **COLUMN** 参照）とこころの中とをつなぐ役割をします。

余力があればやってほしいプログラム

運動

　生き生きとした現実との接触や，身体を使う喜びなど，運動はこころの回復に有用ですし，心身の活動性への自信はリカバリーの重要な要素です。毎日の運動の習慣によって，体の健康を維持することにつながります。他の心理教育プログラムは，病院全体で実施して問題ないですが，運動は，本格的なスポーツではなく，散歩や卓球など，気楽に体を動かすことを毎日の習慣にしたいので，急性期病棟では全体とは別に実施して，気楽に誰でも参加できるようにし

ます。年配の人にはラジオ体操が好評ですし，ヨガも人気があります。スタッフが声かけしていっしょに散歩に出かけるのは楽しい時間ですし，当事者が安心できる関係を作りやすいです。病棟の中に，食堂とは別にミーティングなどに使える少し広い部屋があり，エアロバイクなどが置いてあると，めいめいが自由に楽しめます。

✎再発を防ぐためのセルフモニターの学習
（症状自己管理プログラムの一部）

　急性期病棟では，せっかく退院してもまた悪化してしまう例がみられます。在院日数の関係で，急性症状が治まったあと，十分な準備をしないで退院してしまうためだと思います。特に初発例では，再発を防ぐことでその後の良好な経過が期待できるにもかかわらず，薬物療法が効果を上げて症状が早く収まってしまうと，「たまたまちょっと具合が悪くなっただけだからもう大丈夫」「先生がいうような病気とは違う」と否認の心理が働き，退院して間もなくまた元の無理な生活を再開してしまったり，服薬を中断してしまったりすることが起こります。家族も深刻にとらえるのを避けようとする場合があります。そのため，本格的な再発防止プログラムよりは，個別にスタッフと家族と本人とで，眠りが浅くなる，いらいらする，意欲が出ない，いつもよりもハイテンションになるなど，調子が悪くなる前に起こる前駆症状（わかりやすく「注意サイン」や「黄色信号」と呼んでいます）を確認し，自分の状態を毎日モニターすることを話し合います。前駆症状は個人差が大きいので，自分の「注意サイン」をみつけることがポイントです。また生活に大きな変化があることはしばらく避けたり，やむを得ない場合には主治医や受け持ちスタッフと相談して，変化の影響を検討したり，しっかり休養をとるようにするなど，対策を考えておきます。

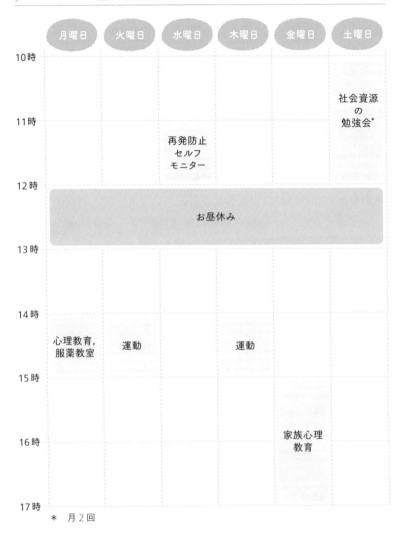

精神科急性期病棟のスケジュール例

	月曜日	火曜日	水曜日	木曜日	金曜日	土曜日
10時						
11時			再発防止 セルフ モニター			社会資源 の 勉強会*
12時						
13時	お昼休み					
14時	心理教育, 服薬教室	運動		運動		
15時						
16時					家族心理 教育	
17時						

＊　月2回

まだ急性期からの回復途上で，しっかり学習するのは難しいでしょうが，退院後も通院を続ける必要性などぜひ知っておいてほしいことを学んでもらいます。同じような症状を持った人と知り合い，気楽な会話をすることで，当事者自身が持つ精神障害への偏見(セルフスティグマ)を減らす効果も期待できます。家族に参加してほしいものは夕方や週末に行います。

B 精神科慢性期病棟

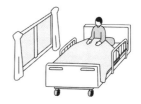

　「old long stay」の人たちと「new long stay」の人たちでそれぞれ支援のニーズは異なります。特に後者では逸脱行動を改善するためのリハビリテーションなど濃厚な関わりが求められます。両者ともに役立つプログラムには，退院支援プログラム，服薬教室，心理教育，家族心理教育，運動プログラム・身体管理，SST があります。またできれば生活を豊かにする園芸，手工芸，音楽，大人の塗り絵，ちぎり絵，コラージュなど，自分の好きな趣味を楽しむプログラムや，病棟ミーティングを実施してほしいと思います。

　精神科慢性期病棟では，過去の精神科医療の負の遺産である，入院したまま年数がたってしまった人たち(old long stay)と，入院してから年数は浅いが，複合的な退院困難要因があって，退院のめどが立たない人たち(new long stay)が混在していることがあります。両者それぞれに必要な心理社会的プログラムは異なります。

　英国でかつて精神科病院の閉鎖が進められたときには，old long stay の人たちは，居住施設があって地域ケアが整っていれば，地域生活を継続できること，一方新たに生み出される new long stay の人たちは，暴力行為など，退院を阻む要因を乗り越えるために，濃厚なリハビリテーション病棟での治療が必要とされていました。

　筆者がカナダ・トロントへ見学に訪れたときにも，発症前からの早期介入が活発に試みられ，多数の包括型地域生活支援(assertive community treatment：ACT)チームがトロントの隅々までカバー

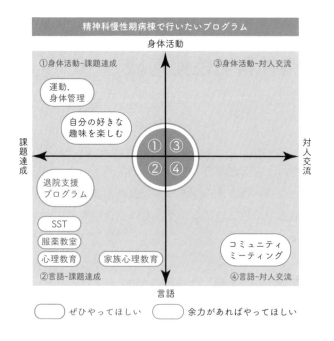

精神科慢性期病棟で行いたいプログラム

身体活動

①身体活動-課題達成　　　　③身体活動-対人交流

（運動,
身体管理）

（自分の好きな
趣味を楽しむ）

課題達成 ◀ ① ③ ▶ **対人交流**
② ④

（退院支援
プログラム）

（SST）

（服薬教室）

（心理教育）　（家族心理教育）

（コミュニティ
ミーティング）

②言語-課題達成　　　　④言語-対人交流

言語

（　　）ぜひやってほしい　　（　　）余力があればやってほしい

し，クロザピンクリニック*が運営されていました。

　しかし，「努力を重ねても，重い持続的な精神障害の人たちの約1割は結局 new long stay になってしまう」とのことでした。わが国ではまだまだ old long stay の人たちに退院先をみつけることが課題になっていますが，new long stay の問題も同時に対応を迫られています。

ぜひやってほしいプログラム

退院支援（地域生活への再参加）プログラム

　すでに第3章でこのプログラムについて詳しく述べました（→ p.83）。

---

*抗精神病薬のクロザピンは，無顆粒球症や心筋炎，大幅な体重増加といった重篤な副作用を引き起こします。そのため，クロザピンの投与と身体管理を専門に行うのがクロザピンクリニックです。わが国ではクロザピンに特化したクリニックはまだないと思います。

参加者が受け身ではなく，自ら退院後の生活について相談，準備する仕組みになっています。退院後に支援を受ける関係者とあらかじめ会い，参加者が自らネットワークを作っていくので，フィールドワークとともに，退院後の生活を具体化していく力を身に付けることができます。退院に難色を示す家族もいますが，経済面を含め負担をかけないように病院側ができるかぎり努力することを伝えるとともに，家族のほうでもこころのつながりを持って，退院へのチャレンジや退院後の生活を見守ってほしいとお願いすると，反対する家族はほとんどいなくなります。参加者と二人三脚で退院にチャレンジするスタッフの職種は，病院や病棟の状況によって異なりますが，わが国では病棟の受け持ち看護師が担うことが多いと思います。しかし退院後に定期的な訪問が可能となるように，また困ったときにすぐに相談できるように，病棟の看護師から，病院の地域ケア部門のスタッフにスムーズにバトンタッチできる体制を整えます。

✒服薬教室

　残念なことに，再入院の原因のトップは服薬中断です。眠気やだるさや不快感など，薬の副作用にはもちろん十分配慮しなければなりませんが，服薬中断の背景にある「薬を飲まないで済む健康な状態になりたい」「精神障害から卒業したい」という当事者の自然な思いをしっかり汲んでいくことが大切です。筆者は必ず，「もう少し医学が進歩して，飲んだら治る薬が出てきてほしいですよね」と話しています。いずれにしても，服薬について，率直に話し合える（話し合っても構わない）という認識を築いていくことも，服薬教室の大事な目的です。

　もう1つ大事なのは，これもよくいわれることですが，なるべくシンプルな処方にしたり，もしくは持効性注射薬に切り替えたりすることで，飲み忘れを防ぐ努力も支援者には求められます。治験で示されているように，1日4回の服薬よりも，1日1回の服薬のほうが飲み忘れはずっと少なくなります。何よりも，飲み忘れたこと

を注意するのではなく，支援者の思いが伝わり，それに当事者が応えるという関係性を築いてほしいと思います。服薬教室の目的は，知識を伝えるだけではなく，そうした薬物療法をめぐる支援者−当事者の関係性の構築が隠れた大きなテーマです。特に長く入院していた人では，「いわれるから飲んでいる(いわれなければ飲まない)」という受け身の状態で長年過ごしてきたと思うので，いかに主体性を持って服薬してもらえるようになるか，意識して取り組みます。

✍心理教育

　精神疾患への誤った認識や内的なスティグマは，長く入院している人(old long stay)のこころの中に根強くあります。服薬教室と共通するところですが，当事者が抱えている思い込みを話し合うことができたり，リカバリーした仲間の意見を聞いたりすることが，ネガティブな思いを変えていく力になります。拙著[2]に書きましたが，心理教育でよく取り上げるのは，「約120人に1人がかかる病気ですから，珍しいものではありません」ということですが，当事者や家族にしてみれば，「なぜ120人のうちの1人になってしまったんだろう」という思いのほうが先に立ち，理不尽な立場に置かれていると感じる人も多く，治療者や家族に怒りをぶつける当事者もいます。一方，精神疾患になるのは自分の性格や過ちのせいだと思い込んで，罪責感に苦しむ人もいます。これらも心理教育の隠れたテーマです。

　急性期直後の心理教育では，継続して治療が必要であることと，誰でもリカバリーして社会で活動できることを受け止めてもらえれば十分ですが，維持期には，もう少しじっくり障害 disability を持ちつつどう生きていくのか，持続的な症状とどう付き合うのか，自分に合った薬(昼間はしっかり活動でき，夜はぐっすり眠れる)はどれか，社会制度で活用できるものは何かなど，知ってほしいことがいろいろあります。自分1人では受け止めきれない困難も，仲間や家族がいっしょに受け止めてくれることを知り，それを実際に経験して

いくことが力になります。そしてリアルワールドで自分らしく生きるために何が必要か現実的に考える大切な時間になります。

✒家族心理教育

Old long stay の人にも，new long stay の人にも家族への支援は大切です。まずは家族のこれまでの苦労をねぎらうことから出発して，家族への負担をかけなくても地域で生活できることを理解してもらいます。またスティグマに苦しんできた家族も多いと思いますので，仲間との出会いや，家族自身がいやされることも必要です。

✒運動，身体管理

能動的に体を動かすことは，リカバリーの力になります。「楽しい」「気分がよい」「活力を感じる」といった感覚を通して生き生きした感触を取り戻していきます。なるべく受け身ではなく，能動的に体を動かしてもらいたいところですが，どのような運動が得意なのか不得意なのかは人それぞれですから，できれば選択肢を用意したいところです。しかし，現実には人数や場所などの制約もあり，そうもいきませんので，あまり運動が得意でない人でも楽しめるような，そして可能であればチームで協働できる運動(卓球や室内での簡易バレーボールなど)を選びます。

気分症では，再発防止や慢性の抑うつに対して活動療法が推奨されており，日常的に行うことのできる速足での散歩などが好まれています。

慢性の精神疾患の人では，生活習慣病のリスクが高まり，平均寿命がかなり短くなることが知られていますので，身体状態に気配りする習慣を身に付けてほしいです。なかなか1人で行うのは難しいですが，認知行動療法を基盤としたグループで行うダイエットや禁煙などは，エビデンスが示されています。外来などで定期的に体重や血圧などをチェックすること，内科疾患が特になくても定期的に健康診断を受けること，栄養バランスのよい食事を覚えてもらっ

て（結局そのほうがおいしいですよね），食べ過ぎないようにすることなど，お金をかけなくても実行できることは多いです。これも1人では続かなくても，グループで情報交換しながら行うことで，楽しく取り組めます。

🍃 SST

当事者の中にはSSTが苦手という人が時々います。聞いてみると，「うまくコミュニケーションをするために，相手に話しかける練習をしましょう」などと誘われて，「させられ体験」になってしまうことがあるからだと思います。SSTを活用するために最も大切なのは，当事者の問題意識や価値観に沿って練習することです。当事者自身の中に「こういうことが話せるとよいのに」という内発的な動機があり，それに合わせたロールプレイで学んでコツをつかみ，思い切ってリアルワールドでチャレンジして成功体験を積むというのが理想です。内発的な動機の例としては，退院支援プログラムに参加したことで退院への希望が芽生え，「グループホームの管理人さんにあいさつする練習をしたい」とか，隣の部屋の人に「目が覚めてしまうので朝早くに洗濯機を回すのをやめてほしいけれど，どう伝えたら理解してもらえるか」などです。おそらくほかの仲間も，共感して練習を助けてくれるはずです。

なお，支援者が宿題を出すのではなく，当事者が学んだことを自分から使ってみたいと持ち帰ってもらうようにします。

持続症状への対処やストレスマネジメントも，SSTの枠組みの中で練習ができます。いずれも地域で生活する上で大切なスキルです。

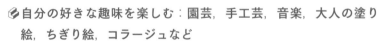

余力があればやってほしいプログラム

🍃自分の好きな趣味を楽しむ：園芸，手工芸，音楽，大人の塗り絵，ちぎり絵，コラージュなど

自分1人でコツコツできること，それもきれいな花や音楽な

ど，気分がよくなるもの，完成する喜びがあるものは，リカバリーにつながる活動です。1人でコツコツやるのもよいし，めいめいがやりたい作品に取り組みつついっしょの部屋で何気ないおしゃべりをしたり，相手の作品に感心したりするのも，穏やかで楽しい時間です。病気ではない健康な人柄や，普段の生活が垣間みえて，本来のその人らしさが浮かび上がってくる時間でもあります。

　土をいじり，植物を育てることは，PTSD の人に推奨されますが，1人になって自然に溶け込む時間がいやしにつながるからでしょう。

⬧コミュニティミーティング

　第3章で述べた，プラットフォームの枠組みを作る活動です（→ p.108）。参加する人が自分の所属する集団にどのような姿勢で関わるのか，もともとの社会性がどうであるのかが，よくみえる時間です。また第3章でふれたように，プラットフォームの状態が安定しているのか，混乱しているのかが推測できる時間でもあります。これらは支援者からの視点ですが，当事者からすると，プラットフォームに能動的に関わることで，いったん病人としてケアを受ける立場であった人が，徐々にリアルワールドに復帰していくステップになります。ミーティングは小さい社会ですし，枠組みを変える裁量をある程度与えられていますから，人によってはやや誇大的になって，病棟管理者に苦情をいったり，自分がよいと思うルールを強引に作ろうとしたりする人もいます。几帳面なうつ病の人にそうした行動がみられやすいように，筆者は感じています。しかし退院が近づくと，たいていは現実の枠組みに戻っていってくれます。ミーティングでの話し合いに関心がなく，自分だけでルールを変えてしまう人（パーソナリティ症の人が多い），そもそもミーティングに関心がない人（自閉的な人が多い）など，プラットフォームへの関わりはそれぞれです。そしてそれを個人面接で取り上げて，社会生活でのつまずきやすい点や伸ばしたい長所を共有していきます。

精神科慢性期病棟のスケジュール例

	月曜日	火曜日	水曜日	木曜日	金曜日	土曜日
10時	コミュニティミーティング		心理教育	服薬教室	SST	
11時		退院支援				家族心理教育*
12時〜13時	お昼休み					
14時〜15時	運動,身体管理	園芸,音楽,手工芸	運動,身体管理	園芸,音楽,手工芸	運動,身体管理	

＊ 月1回

生活リズムを作るためにも，毎日午前中は座って学ぶプログラム，午後は体を動かして楽しむプログラムなど，規則的な配置にします。もちろん担当できるスタッフの勤務の都合で，変更したりすることはあると思いますが。

家族心理教育は1クール（6〜12か月）で家族会につなぎます。

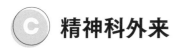 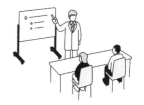

C 精神科外来

　外来ではアウトリーチが重要になります。生活の場に直接入っていって具体的なサポートをすることは，外来での最も重要な支援で，アウトリーチとグループで行うプログラムを組み合わせて行うことで，両者が補い合って，豊かな支援が可能になります。外来に通う人のニーズは多様ですので，それに合わせて，SST，服薬教室，家族心理教育，就労支援，運動・身体管理のプログラム，社会資源の勉強・相談会などが運営されることが望まれます。また地域での生活がより豊かになる手助けとして，将棋，卓球，創作活動など趣味を仲間と楽しむプログラムなどがありますが，これらはショートケアの枠組みで実施できれば，コストをカバーできると思います。

　外来では，作業療法や集団精神療法が診療報酬化されていますが，点数が低く，メディカルスタッフを雇って，プログラムを展開するのは無理があります。しかし外来にはリアルワールドで傷ついた人たちが集まってくるわけですから，そうした人たちがお互いに共感し合い，助け合ったり，社会参加を続けるための知識やスキルを学ぶ場がぜひ欲しいです。また外来に通院するための外出はするけれど，それ以外はほとんど引きこもりの生活をしている人がたくさんいて，「外来ニート」などと呼ばれています。幸いデイケアは多職種が配置されていますし，訪問にも診療報酬上人を配置することができるようになりました。そこで，「地域ケアサポートチーム」として，デイケアや訪問のスタッフがいっしょにチームを組み，その中で外来患者への心理社会的プログラムを展開することも考えられます。

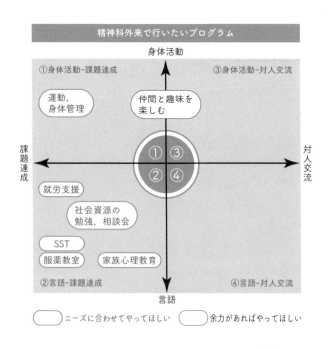

精神科外来で行いたいプログラム

身体活動

①身体活動-課題達成　③身体活動-対人交流

運動，
身体管理

仲間と趣味を
楽しむ

課題達成　①　③　**対人交流**

②　④

就労支援

社会資源の
勉強，相談会

SST

服薬教室　家族心理教育

②言語-課題達成　④言語-対人交流

言語

（　）ニーズに合わせてやってほしい　（　）余力があればやってほしい

ニーズに合わせてやってほしいプログラム

✒ SST

　リアルワールドでその人らしい生き方にチャレンジしていく中で，コミュニケーションはしばしば大きな障壁になります。何かストレスにぶつかったときの症状の悪化や，持続症状への対応，意思決定の過程での迷いや家族などとのあつれきなど，SST の枠の中で扱うことができる課題はたくさんあります。当事者が自分なりのテーマ（たとえば苦手な上司とどう付き合うか）を持って継続して参加してもよいですし，壁にぶつかったときに皆の意見を聞くために随時参加することもできます。何よりいつもの仲間といつもの場所で安心して，いっしょに解決策を模索したり，未来を先取りして解決のアイデアをロールプレイで練習することは，まさに co-production(共同創造)の充実した時間になります。

◈服薬教室

　外来での薬物療法のポイントは，元気に活動できるように薬を調整することと，再発防止のためにエビデンスのある用量を継続して服薬することの2点につきます。なるべく薬を減らしたい，という気持ちはよく理解できますが，低用量では再発率が高まるという明確なエビデンスがあるので，その点をよく理解してもらいます。逆に幻聴がよくならないなど持続症状に本人も苦しんでいるために，持効性注射薬と経口薬を数種類併用していて，結果的に効果は頭打ちで過鎮静などの副作用にだけ苦しめられているケースもあります。そうした場合には，当事者と主治医とをつなぎ，いっしょに相談していく場になります。クロザピンは長期的にみて精神症状の軽減と自殺率の低下が期待できる薬ですが，毎回の血液検査や，肥満や過鎮静などの副作用を苦痛に思う当事者もいますので，継続してもらうためにもよく相談に乗る必要があります。

　薬が変わったとき，新しい薬を試してみたいとき，身体疾患を併発したときなど，安心して相談に乗ってもらえる場が外来にあると便利だといつも思っています。もちろん主治医や薬局でも説明は受けていると思いますが，客観的な情報をじっくり聞きたい人向けのプログラムです。

◈家族心理教育

　大事なプログラムですので，第3章で詳しく述べました(→ p.109)。

◈就労支援

　本章の最後に詳しく解説します(→ p.156)。

✎運動，身体管理

前項で詳しく述べましたが（→ p.122），運動や身体的な健康が，こころの健康と密接に結び付いていることが近年ますます明らかになっています。支援者が管理するのではなく，当事者が自身の健康を大切に考えて必要なメンテナンスをしていき，それを支援者がサポートする形になるのが理想です。上手にダイエットして，またおしゃれが楽しくなったとうれしそうにしている当事者をみると，自尊心には外見も関係していると思わざるを得ません。一人暮らしの人のために，栄養士から季節ごとの「簡単，おいしい，安い」レシピを提供してもらうのも，役立つだけでなく，生活の喜びにつながると思います。

✎社会資源の勉強，相談会（心理教育プログラムの一部）

障害者自立支援法の仕組みにしても，障害年金の手続きにしても，なかなか複雑で，たいていは家族が肩代わりして手続きをしています。障害者就労の仕組みも複雑ですし，老齢年金の仕組みや，介護保険への移行もとてもわかりにくいです。「親亡きあと」の心配ごとの1つが，こうした複雑な制度や書類を当事者本人のみで対応していけるのかという不安です。ですから，わかりやすい解説を行い，その人なりにできることは自分で対応する練習を行いたいといつも思っています。家族にも加わってもらって，当事者が少しずつ練習できると，本人の自信につながると思います（ややこしくてギブアップという可能性もあるので，そこは個別に対応する必要があります）。

＞ 余力があればやってほしいプログラム

✎仲間と楽しむ活動：将棋，お茶会，化粧など

外来通院だけで引きこもっている人でも，聞いてみると水彩画を楽しんでいるとか，ウクレレを弾いているとか，好敵手との将棋を楽しんでいるなど，案外その人なりの趣味を持っています。お願い

して作品を持ってきてもらうと，素敵な静物画で感心させられたりします。ただ，そうした趣味が1人の世界の中で終わってしまうのはいかにももったいないので，たとえばショートケアの枠組みで，趣味を共有する人たちがいっしょに楽しむ時間があったら，と思っています。一人暮らしの人のためのお茶会なども，お互い生活の知恵を交換したり，日ごろ話したかったことを順番に話したり，こころのよりどころになると思います。経済的な理由ももちろん大きいでしょうが，身だしなみに構わない女性をみると，筆者は悲しい気持ちになります。メーキャップ教室なども，それだけで気分が晴れる体験です。

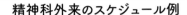

精神科外来のスケジュール例

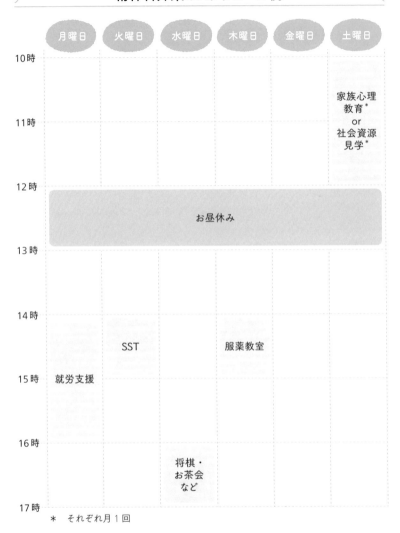

	月曜日	火曜日	水曜日	木曜日	金曜日	土曜日
10時						
11時						家族心理教育* or 社会資源見学*
12時〜13時	お昼休み					
14時〜15時	就労支援	SST		服薬教室		
16時〜17時			将棋・ お茶会 など			

* それぞれ月1回

だいたい外来の午前中はスタッフが忙しいのと，通院中の人の中には朝が苦手な方が多いことから，午後のほうがプログラムを実施しやすいと思います。社会資源見学や就労支援でハローワークへの見学など外出を伴うときには，参加人数によりますが全員に目配りできるスタッフ数が必要です。

D デイケア

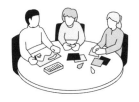

　精神科病院に付設されたデイケアであるのか，クリニック付設のデイケアであるのかによって，通う人たちの背景やニーズはずいぶん違います。それを踏まえてプログラムを提供しますが，今日のデイケアでは多彩な心理社会的プログラムが行われており，好きなプログラムを選択して参加するやり方が主流と思います。しかし当事者がリカバリーに向けて進んでいけるように，支援者からみて必要なプログラムを配置し，それを選択するように勧める視点が重要です。社会生活に慣れない人たちのために集団で楽しみ対人交流に自信と意欲を持てるようにするプログラムと，社会参加に必要な知識やスキルを学ぶプログラムが2本柱です。

　デイケアはこれまで体系的な心理社会的プログラムを最初に導入する場でした。多職種協働チームが機能して，職種の垣根なくサービスを提供したのも，わが国ではデイケアが嚆矢だと思います。さらに生活モデルに立脚して，障害 disability を持つ人が地域で暮らすことをサポートする場でもありました。医学モデルでは，個人の中にある機能や形態の棄損（機能障害 impairment）の治療を行うことによって，日常生活でみられる障害 disability を軽減する戦略ですが，精神疾患の場合，そもそも機能障害が明確になっていないために，行われる治療にも限界があり，長期入院を招く一因になっていました。生活モデル（社会生活でみられる困難に対する支援によって，地域生活を行えるようにする），もしくは社会モデル（社会の側が変わることによって社会生活でみられる困難を軽減する）に沿った支援によって，メ

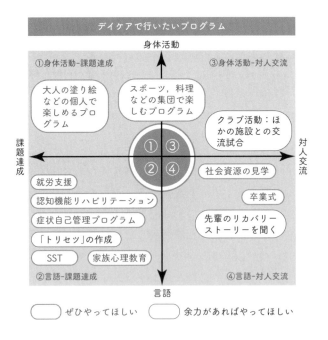

デイケアで行いたいプログラム

①身体活動-課題達成　③身体活動-対人交流

大人の塗り絵などの個人で楽しめるプログラム

スポーツ，料理などの集団で楽しむプログラム

クラブ活動：ほかの施設との交流試合

身体活動

課題達成 ← ① ③ → 対人交流
② ④

社会資源の見学

就労支援

認知機能リハビリテーション

症状自己管理プログラム

「トリセツ」の作成

SST　家族心理教育

卒業式

先輩のリカバリーストーリーを聞く

②言語-課題達成　④言語-対人交流

言語

ぜひやってほしい　余力があればやってほしい

ディカルスタッフは，医師や看護師や心理職による従来の医学モデルや心理モデルとは異なる，独自の存在意義を確立したと思います。障害 disability について詳しくは拙著[3]を，社会モデルについては拙論[4]をご覧ください。

　デイケアの果たした役割として，それまで退院したら自宅にいるしかなかった人たちに，居場所を提供しただけではなく，社会参加へとステップアップするための支援を行ってきました。

　今のデイケアでは実にバラエティに富んだプログラムが展開されるようになりました。大集団のデイケアでは，陶芸の専門家を呼んだり，ダンス教室を開いたり，カルチャースクールの様相を呈した時期がありました。筆者は，医学モデルと社会モデルを踏まえた生活モデルの観点から，生活のしづらさを把握してサポートしつつ社会参加を実現することがデイケアの役目であると考えており，そのためにはカルチャースクールのような多彩なプログラムは必ずしも

必要ではないと思っています。

　それではデイケアに求められるプログラムにはどんなものがあるでしょうか。まずは生活のしづらさのために不自由を感じてきた人たちが楽しむことのできるプログラムが必要です。仲間を作り，生き生きとした目標を取り戻す「身体活動−課題達成」プログラムから始めるのがやりやすいですし，デイケアからの早期の脱落を防ぐことができます。次に，精神障害を抱えつつ社会参加していくために必要な知識やスキルを学ぶ「言語−課題達成」プログラムを利用できるとよいと思います。この辺りは当事者の主体性を大事にしながらも，支援者がよいと思う選択肢を出して選びやすくする工夫をします。さらに集団の雰囲気を楽しいものにし，集団の凝集性を高めるために，「身体活動−対人交流」領域の行事を開催できると，参加者が生き生きとして，参加したいと思える魅力的なデイケアになります（第3章参照→p.102）。たとえば，単なる会食とはせずに，メニューを工夫し皆で分担して調理したものを皆で食べる企画を提案して，課題達成のために参加者が協力できるプログラムとすることでよい雰囲気を作り出すことができます。

　このような行事は，安定したプラットフォームを作るのに役立ちます。プラットフォームがしっかりしていれば利用者は安心感を持って心理社会的プログラムに臨むことができ，自然にプログラムの参加者が増えていきます。反対に，すぐにルールが破られたりプラットフォームが不安定だったりすると，利用者のこころも荒れ，欠席する参加者が増えます。

　「言語−対人交流」プログラムのコミュニティミーティング（→p.108）は，かつては治療のための集団の枠やルールを決める大事な話し合いの場であり，病棟やデイケアのスタッフもメンバーも，全員参加の場として開催されてきました。取り組むプログラムを決めたり，参加者の不慮の死をいたんだり，共同体の中枢として機能してきたのです。この背景には，治療集団の中で人格が育まれるという考え方がありますが，最近では治療集団というリアルワー

ルドとかけ離れた場を重視する考え方に疑問が持たれるようになりました。仲間たちといつまでも治療集団にとどまることで，むしろリカバリーにはネガティブな影響があると思います。代わって，治療集団は当事者それぞれが持つ社会参加の目標を達成するための練習の場として利用されるようになっています。

　デイケアにおける集団は，あくまで治療の場の集団なので，よりよく機能するように，専門家がメンテナンスする責任があります。しかし，可能な限りデイケアを仮想の小さな社会ととらえて，当事者がリアルワールドでどのように社会に参加すればよいかの練習を行える場となるようにします。参加者自らがデイケアでのルールを決め，問題を起こさずに運営を行っていくプロセスは，そのままリアルワールドでの予行演習となります。これまで社会経験に乏しく，うまく適応できずに疎外されてきた人にとっては，貴重な経験の場になります。どこまでを参加者にゆだねるかは，デイケアの運営理念や参加者の社会経験にもよります。「身体活動–課題達成」プログラムや，「身体活動–対人交流」プログラムのイベントも，運営を参加者にゆだねることができます。仲間や支援者と協力して運営して，周囲から評価を受け，自身にも達成感があるときに，受け身で参加する心理社会的プログラムでは得られない，自己価値観の発展や人格の成長がみられます。これを行うには専門家に集団運営の経験と技術が求められますし，参加者のニーズもありますので，一般的にはあまり行われていないように思います。しかし当事者と治療者のヒエラルキーの明確な入院病棟ではできない，デイケアならではの集団の活用の仕方だと思います。

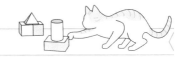

ぜひやってほしいプログラム

- ❧ スポーツ，料理など集団で楽しむ「身体活動−対人交流」*プログラム
- ❧ 大人の塗り絵，ちぎり絵，コラージュなど個人で楽しめる「身体活動−課題達成」プログラム
- ❧ 症状自己管理プログラムなど持続症状と付き合っていくためのプログラム
- ❧ SST

　デイケアの参加者には，もともとコミュニケーションが苦手で疎外され，社会の辺縁で生きてきた人たちが多いです。そのような人たちが「身体活動−対人交流」プログラムや「身体活動−課題達成」プログラムを通して周りの人たちと楽しんだり，居心地のよい場を得て，SSTで周りとつながっていく力を育むのです。自分の生き方を肯定して，その人らしい関わり方で周囲の人たちや家族と付き合っていく練習を行います。必ずしも模範的なスキルを学ぶわけではありません。若い人でこれまでそうした経験ができなかった人たちは，恋愛対象との付き合い方にも関心があります。

❧ 認知機能リハビリテーション

　認知機能リハビリテーションは注意の維持や言語記憶など，主に物事を処理する機能のトレーニングですので，就労支援と結び付けて実施すると，その効果が社会参加へとつながりやすいです。また仕事をする上で得意なことや苦手なことを認識し，苦手なことをカバーするやり方を学んでいきますので，これも就労にとって役立つ知識です。この段階から，就労支援や障害者雇用の専門家にも参加してもらうと，ずいぶん仕事とのマッチングをしやすくなりますし，合理的配慮についても具体化しやすくなります。

---

*対人交流が苦手な人には，身体活動により得られる成果（たとえばおいしい昼食）を目標にします。

家族心理教育，家族会

第3章で詳しく述べました(→p.109)。

就労支援

別項で説明します(→p.156)。

社会資源を見学する外出プログラム

　デイケア卒業後に，社会でどう生活していくのか，いろいろな選択肢があることを知ってもらい，卒業のための目標を作っていくのに役立つプログラムです。現在は障害 disability のある人のためのサービスがずいぶん増えました。福祉領域でもさまざまなサービスがありますし，特に障害者就労に関しては，20年前と比べて隔世の感があります。しかし当事者によっては，障害者のためのサービスと聞くだけで敬遠する人もいます。食わず嫌いでなく，中身を知ってもらうために，皆で実際に見学に行き，利用している先輩の話を聞くのが一番です。

　筆者の所属していたデイケアでは，主に知的発達症の人を雇用する「スワンベーカリー」が人気でした。焼き立てのパンを飲み物といっしょに楽しむお店です。きれいな店内には，パンのよいにおいが漂っていて，リアルワールドに踏み出したことを実感できます。このベーカリーができたきっかけは，大手物流企業の社長が，一般の福祉事業所で支払われる工賃の安さに驚き，何とか独り立ちできる給料を支払える企業を育てようと企画したものです。パンの生地も有名ベーカリーから特別に仕入れていて，本当においしいです。

　障害を持つ人のための場所を選択するということは，その人の可能性を一部あきらめることでもあります。もちろん誰でも自分の仕事にたどり着くために同様のことをしているわけですが。小さいころからの夢をあきらめないで社会で活躍しているのは，プロスポーツ選手などの一握りの人たちくらいかもしれません。それでもネガティブな選択ではなく，自分の可能性を生かすために選択するに

は，実際に現場をみて，先輩の話を聞き，納得して自ら選び取ることが一番大切だと思います。もちろん世の中で生きていく上で一般の人であっても何かしらの障壁はあるわけですから，障害の有無にとらわれず自分がやりたい社会参加の仕方を選び取っていく人もいます。そういう生き方を支援する就労支援も普及し始めました。

✍️卒業式

　筆者が一番好きなプログラムです。就職して余裕が出てきた，大学に入り直して順調に通学している，そんなときに，皆でお手製のおやつと飲み物を用意して，門出を祝います。全員でメッセージを書き込んだ色紙や，ささやかではありますが花束を渡して，いっしょに歌を歌い（森山直太朗の「さくら」が人気です），お手製の卒業証書を渡します。そして皆が一言ずつ門出を祝う言葉を贈った後，卒業生からこれまでの歩みや今の思い，デイケアでがんばっている皆へのメッセージが語られます。親や友達への感謝，苦しかったころのこと，これからの思いなど，こころにしみる話で，皆がじっと聞き入ります。あとで参加者に聞くと，「デイケアで本当によくなるのか不安だったけれど，卒業生の言葉はとてもよかったです」「やっとデイケアに参加してよかったと思えました」など率直な感想を話してくれます。治療のプラットフォームを活性化し，勇気づける行事といってよいでしょう。

＞余力があればやってほしいプログラム

✍️クラブ活動：ほかの施設とのスポーツの交流試合など

　ほかの施設との交流試合などをクラブ活動として行うのもよい試みです。最近はフットサルやグラスホッケーの大会なども開かれています。デイケアの多くの参加者は，これまで学校などで苦労してきた人たちで，クラブ活動とも縁遠かった人がたくさんいます。学校時代のやり直しとしてクラブ活動に熱中し，自分の力を発揮する

ことで，本人が学生時代に感じていた挫折を乗り越えて，次のステップに進んでいくことができます。第3章の「身体活動−対人交流」プログラムの項に「②ほかの施設とのスポーツの交流試合」（→p.105）を挙げていますが，どのような活動がよいかは，指導者や参加者の興味や力量によると思います。

✐ 自分の「トリセツ」の作成

「トリセツ」とは取扱説明書の略語ですが，めいめいが自分にどう接してほしいか，たとえば落ち込んでいるときにはそっとしておいてほしいとか，寂しいときにはいっしょにお茶してほしいとかをまとめたものです。自分が自分のことをどう認識して，どう受け入れているかということが基盤にあって初めて，ほかの人にもこうしてほしいといえるようになると思います。初めはトリセツを書こうにも皆目見当がつかないのが普通ですが，自信を取り戻したり，仲間から受け止めてもらって自分のよい点に気づいたり，苦しいときに何とか自分なりに対処できるようになると，他者にも説明できるようになります。デイケアで成長した人がそうしたトリセツを作って発表し，次の世代に引き継いでいきます。

✐ 先輩のリカバリーストーリーを聞く

若い人たちのデイケアで人気があるのは，彼氏・彼女とどう付き合い始めたか，結婚までのいきさつはどうかというストーリーです。子育ての苦労も，特に女性はしっかり聞き入っています。それに限らず，自分なりの目標を目指してリカバリーしていくプロセスを語ってもらうことは，貴重な参考資料です。そして語る側の人も，自分を振り返るよい機会になり，またほかの人に役立つ経験となります。家族も，わが子では客観的にみられなかったことが，ほかの人たちの経験を聞く中で冷静に受け止められるようになり，「心配しすぎるとうざったいと思われてしまうんですね」などと気づいて，軌道修正のきっかけになります。

デイケアのスケジュール例

	月曜日	火曜日	水曜日	木曜日	金曜日	土曜日
10時	塗り絵・コラージュ		塗り絵・コラージュ			家族心理教育* or 家族会*
11時		SST	認知機能リハビリテーション	スポーツ	認知機能リハビリテーション	
12時	料理					
			お昼休み			
13時						
14時						
15時		症状自己管理			社会資源見学*	
16時	クラブ活動		クラブ活動 or リカバリーストーリーを聞く†	就労支援‡		
17時		トリセツの作成†				

* 月1回　　† 随時　　‡ 希望者がいれば実施

当事者によって好みのプログラムがあり，参加しやすい時間帯も異なるので，4つの領域のプログラムをまんべんなく配置します。いずれは苦手な内容や時間帯でも参加できるようになることを目指します。マンネリにならないように，季節の行事や，ミニ運動会，卒業式などを随時行います。社会に出ていく先輩の様子をみられることで，参加者の希望が生まれます。卒業式などのイベントは該当者がいる場合に不定期に半日で行います。

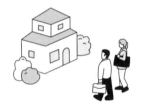

E アウトリーチ（訪問）

　アウトリーチは実際に当事者が生活している場で行う支援です。心理と生活にまたがる支援を行うことができ，当事者や家族が困っていることを直接援助できるだけでなく，危機介入や環境支援も可能です。支援者とより対等な関係性を結びやすいのもメリットです。個別の心理教育や家族支援などが行われることが多いですが，その中で共通している困りごとがあれば，集団でのプログラムに参加してもらうことで，外に出ていく足がかりになるかもしれません。病気や薬のこと，家族とのコミュニケーション，仕事につくまでの支援など，当事者が知りたいことはいろいろあり，個別の説明だけでなく，仲間といっしょの勉強会があると，参加の楽しみが得られ，より客観的な知識への修正や当事者の意欲によい影響があると思います。

　リアルワールドで生活している人が，より暮らしやすく，よりその人なりの夢を持って進めるように，その人の生活している場で支援するのがアウトリーチです。対象となるのは外出ができない引きこもりの人たちが多いです。自宅に訪問して環境の影響を観察したり，より暮らしやすいように環境を整えたり，家族と連携できるのは訪問ならではです。また当事者の生活の場での支援なので，支援をする人，される人の関係がより近くなり，当事者の意向や好みを生活の場でより深く理解することが求められるため，当事者の考えを横並びの立場から尊重します。そうした支援の在り方は当事者の意欲を育みやすく，リカバリーの方向へと背中を押していくことになります。

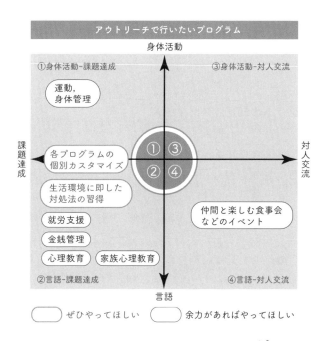

アウトリーチで行いたいプログラム

身体活動

①身体活動-課題達成　　　　　　③身体活動-対人交流

運動,
身体管理

課題達成　　各プログラムの　　①　③　　　　　　対人交流
個別カスタマイズ
　　　　　　　②　④

生活環境に即した
対処法の習得

就労支援

金銭管理

心理教育　　家族心理教育

仲間と楽しむ食事会
などのイベント

②言語-課題達成　　　　　　　④言語-対人交流

言語

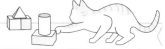

( ) ぜひやってほしい　　( ) 余力があればやってほしい

ぜひやってほしいプログラム

✒生活環境に即した対処法の習得

　「いらいらしてつらいときどうしたらよいか」ということを，症状自己管理プログラムでは，ほかの人の意見を聞きながら自分なりのやり方をみつけていきますが，アウトリーチではいらいらしているまさにその場で，社会資源を利用して実際に対処できるようにしていきます。そのため，当事者が調子を崩す状況を支援者が直接体験・観察できるだけでなく，その場で学んだ対処法を当事者はすぐに試すことができます。服薬を忘れがちであれば，支援者といっしょに住まいを点検して，冷蔵庫に服薬カレンダーを貼るなどの工夫ができます。アウトリーチにより当事者と支援者の距離は縮まりますが，そのときに留意しておきたいのは支援者は当事者の家族でも友人でもないということです。「寂しいからずっといっしょにい

てほしい」といわれても，それは無理な要望です。何をすべきか，何をすべきでないか，しっかりとした臨床倫理をもって臨むことが求められます。

✒各プログラムの個別カスタマイズ

　アウトリーチで，心理社会的プログラムを行うとすると，たとえば外来での服薬教室に参加できない人のために，個別に訪問時に勉強会を行うことなどがあります。個別にカスタマイズすることができるので，より理解しやすくなります。少しずつ社会参加できるようにサポートする場合に，たとえば外来で行っているスポーツプログラムに誘っていっしょに参加するということもあります。集団での活動は，参加したくなったら地域のプログラムに参加すればよいので，アウトリーチチームで集団の心理社会的プログラムを提供する必要は必ずしもないと思いますが，慣れたスタッフ，慣れた地域で少しずつ社会参加を進めていくための小規模な集団プログラムがあってもよいかもしれません。

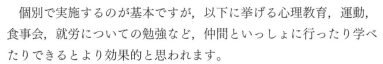

＞ 余力があればやってほしいプログラム

　個別で実施するのが基本ですが，以下に挙げる心理教育，運動，食事会，就労についての勉強など，仲間といっしょに行ったり学べたりできるとより効果的と思われます。

✒訪問時の家族心理教育，当事者への心理教育
✒運動，身体管理
✒金銭管理（次項を参照→ p.152）
✒仲間と楽しむ食事会などのイベント（次項を参照→ p.155）
✒就労支援（→ p.156）

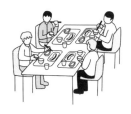

F グループホーム

　グループホームでは，昼間は何らかの活動に参加している人が多く，夜疲れて帰ってきて，管理人に無事な顔をみせて，仲間とおしゃべりして自室に引き上げるという生活が多いでしょうか。したがって本格的な心理社会的プログラムはなかなか実施しづらく，実施しても人が集まらないことがあると思います。しかしあえて居住施設で何らかのプログラムを実施するとしたら，一人暮らしに近い環境で，生活の自己管理を求められるので，そのための知識やスキルが学べる場とするとよいでしょう。

　共同生活の中では昼間にはみられない顔，距離が近くなってきてわかる顔がありますので，日中の活動とは異なる生活に密着した課題がいろいろ出てきます。家族との関わりが問題になるケースもあります。個人ごとに管理人などが支援しますが，親との距離のとり方，一人暮らしの時間管理や金銭管理，食事作り，調子の波や不調の乗り切り方，ご近所さんとの付き合いなど，共通の課題として学んでいけるとよいものがいろいろありますので，そのためのプログラムがあるとよいです。

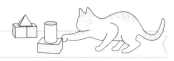

ぜひやってほしいプログラム

✍持続症状や服薬のモニターをするプログラム
　（症状自己管理プログラム，服薬自己管理モジュールの一部）
　グループホームでは，毎日の調子や服薬をチェックするノートを

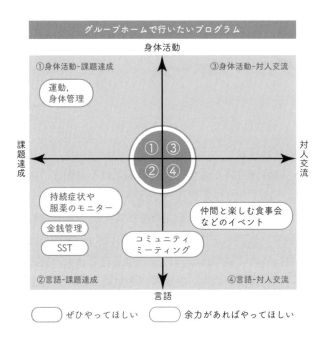

各自がつけるように指導することがありますが，それでも生活リズムが崩れ，明け方まで起きていてそれから睡眠導入薬を飲むなど服薬も不規則になり，気づいてみたら薬がたくさん余っていて，調子が悪くなっていたということが起こります。毎日の睡眠，食事，服薬，体調などを記入するノートを管理人と共有して，自身の調子を確認したり，その人なりの前駆症状（注意サイン）をチェックしていくことなどが有用です。「家では自由に生活できなかったから，せっかくの一人暮らしなので，好きなだけテレビをみて，好きな時間に寝たい」という人もいます。なぜ規則的な睡眠や服薬が重要か，あらかじめしっかり話し合っておく必要がありますね。

金銭管理

グループホームで生活する人は，障害年金が収入源であったり，生活保護を受けていたり，いずれにしても金銭的な余裕はなく，夏

の暑い時期にエアコンをどう節約するかが，皆の関心事になったりします。そのため金銭管理は一人暮らしをしている人にとって必須のスキルです。話し合いの時間に，お互いにやっている工夫を交換するだけでも，大いに役立ちます。

　ある人はあらかじめ水道光熱費など，どうしても払う必要のあるお金は取り分けておき，残りのお金は1日1,000円を目安に使うそうで，感心させられました。ある女性はどうしてもブランド品が欲しくなると購入してしまい，生活費が足りなくなると不安で具合が悪くなります。そこで福祉の担当者と当事者で相談して，生活費を少しずつ振り込んでもらうようにしました。ある人はおいしいものは食べたいという主義で，いつも生活費が足りなくなるので，入金があったときにお米とマヨネーズをまとめ買いし，いざとなったらご飯にマヨネーズをかけてしのぐのだそうです。何だか体によくなさそうですね。

　生活保護ではなかなかまとまったお金が残らないけれどどうしても旅行をしたかった30代男性は，少しずつ余ったお金を，たんす貯金ならぬ万年床の下に隠していました。ところが泥棒が入って，コツコツ貯めた大金を持っていかれてしまい，笑うに笑えぬ気の毒な顛末になりました。

　こうした生きた体験は，単なる知識ではなく，身に染みて金銭管理の力を鍛えてくれます。どうしても衝動的な買い物がうまくコントロールできない人では，地域の社会福祉協議会で金銭管理をしてもらうこともあります。いずれにしても，自分で暮らして金銭管理をやってみないと，金銭感覚は身に付いていかないですが，同じグループホームの仲間の体験からも学ぶところは多くあります。

SST

　昼間の活動で人付き合いが難しいと悩む人は結構います。困ったことを気楽に話し合って，対応を練習する場があると役立ちます。デイケアなどと比べると，リアルワールドでの生活感あふれる課題

が出てきて，お互いに勉強になります。グループホームで一人暮らしをしていると，自信がついてきますから，理想的な答えを出すというよりは，自分はこう思うとそれぞれ個性的な答えをいい合って，それが仲間への共感につながるので，SST の幅が広がって，面白いセッションになります。

　グループホームの仲間同士の付き合いも，めったにないですがトラブルが起こることがあります。これは SST というよりは，ダイレクトに世話人を挟んで話し合う，生活のルールを確認するほうが実際的と思いますが，近い距離での付き合いは結構難しいです。

◈コミュニティミーティング

　グループホームでは，共同生活のルールを守ることが重要となります。たとえば，寝たばこをしてボヤ騒動になったり，部屋に彼女を泊めて，ほかの皆が不快な思いをしたり，ゴミ出しが守れなくて近隣から苦情が来るなど，ささいなことであってもトラブルに発展する可能性があります。筆者が長年顧問医をしていたグループホームは都会の狭い立地で，隣の生活音がよく聞こえ，上の階の足音も響くところでした。そういう中で共同生活をするのはなかなか大変で，なおさらルールが必要になります。生活基盤が破壊されるリスクがあるだけに，しっかりとルールを話し合うことはどうしても必要です。

◈運動，身体管理

　身体の健康や定期的な運動について学ぶことは，一人暮らしには大切なスキルです。繰り返しになりますが，統合失調症などの重い精神障害の人は，一般の人と比べて平均寿命が 20 年近く短いことも世界的な問題になっています。

　運動が苦手な人が多いですが，中には節約も兼ねて，東京中どこへでも自転車で出かける人もいます。体の具合を過剰に心配してあちこち受診する人もいれば，全く頓着しない人もいて，両極端が多

いように思います。定期的に運動している人にコツを教えてもらったり，皆でダイエットの管理表を貼り出して，順調な人は管理人にシールを貼ってもらうなど，いっしょに暮らす仲間であることを生かした取り組みが役立ちます。グループホームは室内での飲酒は禁止されているところが多いので，アルコールの問題はあまり表に出てきませんが，外で飲んで来るという場合もあって，節酒プログラムが必要な人もいます。いずれにしても，一人暮らしの重要な要件として，自分で自覚を持って健康管理に取り組めるようにプログラムを用意できるとよいと思います。

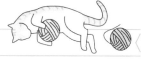

余力があればやってほしいプログラム

✎仲間と楽しむ食事会などのイベント

グループホームは１人１人の生活の場が基本ですが，皆で集まるプログラムがあると，お互いの様子がわかって助け合いをしやすくなりますし，ルールも守られるようになります。

人気があるのは，何といっても皆で季節のごちそうを作って食べる会です。普段は自分１人で料理をしているので，いっしょに料理することで旬のものや栄養のバランス，安く買えるお店など，勉強になることもたくさんあります。

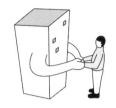

G 就労支援

就労支援は医療，生活支援，そして企業とのマッチングや合理的配慮といった雇用の工夫が緊密に連携しあって，初めて成果を上げることができます。当事者や家族にとっては社会参加の大きな目標です。就労支援がうまくいくためにはさまざまなノウハウや社会制度の活用が必要ですが，その中で役立つ心理社会的プログラムについて，ここでは紹介します。プログラムは単独ではなく，就労支援の中の重要なパーツとして力を発揮することをぜひ忘れないでください。なお，どのようなプログラムが有用かは，就労支援をどのようなセッティングで行うかによって，また参加者の状況によって異なるので，それぞれ工夫をお願いします。

ぜひやってほしいプログラム

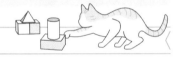

障害を持ちつつ仕事をしていくための勉強会

今まで経験がなく，仕事をすることをイメージできない人や，自分に向いていること・苦手なことがわかっていない人は，関連するさまざまな制度など，仕事につく前に知っておいたほうがよいことはたくさんあります。そのため以下のようなテーマでの勉強会が役立ちます。なるべく双方向で自由に質問できるようにします。

- そもそも仕事をすることで何が変わるか
- 先輩の体験談を聞く
- 就労移行支援事業所，ハローワーク，障害者就労の職場見学など

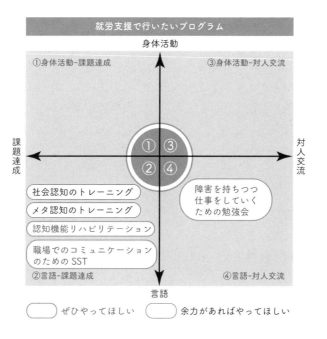

就労支援で行いたいプログラム

身体活動

①身体活動-課題達成　　　③身体活動-対人交流

課題達成　　　　　①　③　　　　対人交流

②　④

社会認知のトレーニング

メタ認知のトレーニング

認知機能リハビリテーション

職場でのコミュニケーションのためのSST

②言語-課題達成　　　　　④言語-対人交流

障害を持ちつつ仕事をしていくための勉強会

言語

ぜひやってほしい　　　余力があればやってほしい

● 社会制度を学ぶ―障害を開示して就職する場合と開示しない場合の比較など

　かつては多くの人が障害者として生きることに大きな抵抗がありましたが，現在は通常ではなかなか就職できない有名企業に入社できる機会があったり，障害を持つ人が活躍している企業が顕彰され，それを見聞きする機会があったり，フルタイムで働くことが困難な場合には障害年金を受け取れる可能性があったり，ずいぶんと障害者就労を選択した場合のメリットが増えてきました。そうした情報を伝えることで，的確な職業選択がしやすくなります。

　一方，障害者就労ではどうしても未熟練労働が多く，正社員になかなかなれないことや，時給も安いために，一度就職しても，ステップアップのために転職を希望する人が，特に男性の場合には結構います。しかしそれは容易ではありません。ピアサポーターにな

ることを希望する人も増えていますが，やはり雇用が安定しなかったり，労働時間が短くて十分な収入が得られなかったりすることが多いです。こういった障害者就労のデメリットについても知ってもらう必要があります。こころの病気になる前に思い描いていた夢とは違う人生を歩むことになる場合に，当事者や家族がどのように新たな自己価値感や人生の質を求めていくのか，パーソナルリカバリーの観点から経験者に語ってもらう機会を作ることもお勧めです。そうした先輩の話は当事者の意欲を大いに高めると思います。

認知機能リハビリテーション

第3章で紹介しましたが（→ p.96），統合失調症や気分症の人で，神経認知機能の低下がみられることがあります。パソコンゲームなどを利用したトレーニングでは，改善が得られるというエビデンスが明確になっていますが，健常者の平均値に届くほどの改善は難しいです。そこでトレーニングの中で使われる神経認知機能について，得意なこと，苦手なことを知り，苦手なことをカバーする方法を学びます。就労支援の専門家は得意なことと苦手なことの情報をもとに，マッチングや合理的配慮を企業と相談することができます。実際に当事者の認知機能トレーニングを行った専門家が，雇用側と協力してその当事者の特性に合わせて仕事をやりやすいように工夫したところ，当事者の仕事の成果が上がったことが報告されています。

また筆者らの研究では，認知機能リハビリテーションによる認知機能の改善の程度は一般就労できたかどうかには関係がありませんでしたが，仕事についた場合の時給や仕事の継続期間には関係していたことがわかりました[5]。認知機能リハビリテーションは医学モデルに沿ったプログラムですが，このように社会モデルを補完するプログラムとして考えるとよいと思います。

✐職場でのコミュニケーションのための SST

　職場で働くようになると，日常生活とは異なるコミュニケーションを学ぶ必要が出てきます。たとえば指示をあおぐとか，進捗状況を報告するとか，うまくいかない仕事について教わるにはどのようにお願いすればよいかなどです。

　職場で働く前に練習したとしても，なぜ練習する必要があるかが理解できておらず動機が不十分なことや，職場によってそれぞれ慣習が違うため学習したことが必ずしも現場にフィットしないことも考えられます。そのため就職して少したってから，仕事が終わったあとに定期的に集まって，職場のコミュニケーションを練習すると実践的です。仲間に会ってほっとする時間にもなると思います。最近はオンライン上で行うトレーニングや，メタバース空間でのアバターを利用した練習などが開発されています。皆が集まるのが大変でしたら，帰宅後や休日を利用した自宅での練習も，仕事をしている人にとって負担が軽くなるかもしれません。社会参加したあとのコミュニケーションを学ぶプログラムは今後も重要になっていくことでしょう。

＞ 余力があればやってほしいプログラム

✐社会認知機能のトレーニング

　このプログラムも第 3 章で紹介しました（→ p.98）。私たちは，相手の感情がわかる，相手が何をしようとしているかがわかることを，当たり前のこととして生活していますが，社会脳と総称される，社会認知に関わる脳機能は精神障害による影響を受けやすく，そのために周囲の人とうまく付き合うことが難しくなります。今のところ，研究的に取り組まれている段階ですが，相手の表情などから感情や意図を読み取ったりすることが苦手な人は，職場での連携が困難になりますので，社会認知のトレーニングは役立つ可能性があります。その後に SST を行うことでより効果が高まると思われ

ます(英語圏ではそうした複合プログラムの効果研究が報告されています)。

🐝メタ認知のトレーニング

　メタ認知は，「認知していることを認識している」能力で，障害があると自分が病気であるという認識(病識)が損なわれて，現実認識が不正確なものになります。こうしたメタ認知の不十分さのために，職場で仕事がうまくできないときにその理由がわからなかったり，ぎりぎりまで働いてしまい，翌日から過労で動けなくなるなどのことが起こります。

　Moritz ら[6]は早くからメタ認知を改善するためのトレーニングを開発し，効果研究を行ってきました。わが国でも Moritz のプログラムの日本語版が実施されています。ある程度メタ認知の改善が得られますが，臨床的にはまだ不十分で，さらなるプログラムの開発が期待される領域と思います。

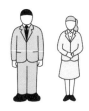

リワークプログラム

　診療報酬上の区分けからするとデイケアやショートケアになりますが，実施目的として休職者の復職支援のためのプログラムを行っているのが，リワークプログラムです。主なプログラムとしては以下のようなものがあります。

- 定時に電車に乗って出かける練習。まずはすいている時間帯から始めて，本来の出勤時間へと近づけていく
- もともとの職務にもよるが，一定時間作業を行う練習。注意力などを向上させるドリルやパソコンゲームなどを利用することもある。病前からの神経認知機能の低下が明確であれば，認知機能リハビリテーションを行う
- 精神障害の心理教育に参加し，当事者の病気に伴う症状や，使っている薬を知り，規則的な服薬の方法や副作用への対処法などを学ぶ。症状が悪くなるときについて学び，その際の対処法について考える
- 当事者の仕事面での優れているところとともに，癖や調子を崩しやすい特徴について知り，対策を立てる
- 職場の人間関係で，うまくいかないところがあれば，どう対応するか SST で練習する。職場でのあいさつなども練習する
- 緊張を緩めるためのリラックス法を学ぶ
- 定期的に運動する習慣を作る。最寄り駅のひと駅前で降りて会社まで歩くなどウォーキングを生活の中に取り入れる。ジムに入会して決まった時間に通うのでもよい
- 産業医や上司との面接時にどう対応するか準備・練習する

- 職場の環境を調べて，必要であれば合理的配慮，配置転換などを支援者といっしょに雇用側と相談する
- 「トリセツ」(→ p.146)を準備して，産業医や職場の直接の上司にみてもらう

　以上のようなものを中心に，当事者の希望も聞きながら，1人1人の休職の状況や病状に沿ってプログラムのメニューを組み立てていくことが大切です。ここでの目標は復職への自信や意欲をつけることになります。

　復職にあたって何が課題となるかは職場の状況によって異なりますので，当事者と支援者とで産業医や可能であれば職場の上司とも情報交換をします（当事者の同意が前提ですが）。たとえば，休んでいたことで周りの人たちにどう思われているか気になって不安になるのであれば，上司から心配しないように伝えてもらったり，時々声かけをしてもらうことができれば，ずいぶん楽になります。課題として認識していることが，当事者と上司との間で食い違っていることもよくありますが，その折り合いをつけていく過程がそのまま復職準備になります。

恋愛・結婚の支援

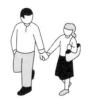

　若いころから病気で交友ができなかったり，もともと対人交流が苦手な人が多いことから，中年を過ぎても独り身の人は多いです。大多数の人はよいパートナーにめぐり会うことを希望していますが，そのためのスキルや知識やチャンスが不足しているのです。加えて，経験のない人が無謀な性的交遊で性感染症や望まない妊娠をしてしまう場合もあることもよく知られています[7]。性感染症だけではなく，知識や意識して自身を守る行動の不足から，新型コロナウイルス感染症の流行時にも，知的発達症や精神障害の人たちは感染リスクが高いことが米国で議論されました。自分を大切にするということは知識や経済力ももちろんですが，自己価値感が要請される領域です。まとまった1つのプログラムはありませんが，折に触れてパートナーと生活できるようになるための支援を提供していくことは，当事者や家族のニーズにかなっています。

　米国でロバート・P・リバーマンたちが，恋愛，性行動，結婚，出産についてのモジュール動画と支援者用マニュアル，参加者用ワークブックを作成しています。筆者もみせてもらいましたがこうした行動は文化差が大きいので，わが国の実情に合ったものが必要と感じました。それも地域によって，また年齢によって，適切なデートのやり方などは異なってくるため難しく，筆者の力量不足でまだ日本版のプログラムは作られていません。しかし参考になるポイントを挙げておきます。

● 恋愛や性行動は同年齢の仲間から学ぶところが大きいと思いますが，そうした機会がない人は驚くほど性知識が乏しいことがあり

ます．特に性感染症や望まない妊娠を防ぐ方法はしっかり教えます

- デートの誘い方，そこでの会話，上手な断り方などは，SST のよいテーマになります

- リバーマンたちの動画で強く印象に残ったのは，性行動に進んでいくときに，しっかりメリットとデメリットを検討していることでした．たとえば親密感が増して幸福感を 2 人で共有できる場合もあれば，どんな性行動を望んでいるか食い違っていてぎくしゃくしたりすることが起こります．大事なところですし，望まない妊娠や性感染症につながる危険な行動に巻き込まれないような知識が必要です．このテーマも SST で取り上げることができます

- 結婚を希望する人，特に子供を持ちたいと思っている人に対しては，心理教育で遺伝について，当事者の診断に合わせて正確な知識を伝えます

- 抗精神病薬や抗うつ薬の影響で，男性と女性とで形は違いますが，たとえば快感の減少や勃起不全など性行動への影響がかなり出ることがあり，薬を飲まなくなる原因の 1 つになっています．どんな副作用が出ることがあるか，その場合にはどうすべきか，具体的に伝えます．この話題のときは，男性と女性で別々のグループに分かれたほうが皆話しやすくて活発な質問が出ます

- 女性の場合には特に妊娠や授乳の際の服薬への関心が強いです．服薬教室で取り上げるとよいと思います

- 筆者は，若い当事者の人たちが多いデイケアなどで希望があれば，結婚した当事者を招いて体験談を語ってもらっていました．病気や服薬のことを相手にどう伝えるか，相手の反応はどうだったか，相手の親族には伝えるのかどうか，皆真剣に話を聞いています．結婚生活がどんな様子か，経済的な問題などにも，皆関心があります

- 子供を持つかどうかは，カップルで話し合う事柄です．当事者の

状況と環境に照らしてメリットとデメリットをじっくり検討します。リバーマンたちの動画でも，カップルが時間をかけて話し合っていました。ここでも遺伝の正確な知識が必要になります

- 子育てはなかなか大変で，周囲の応援団をしっかり組織する必要があります。保育園なども積極的に利用したほうがよいですし，就学後は担任の先生との連携が必要になります。医療，福祉，地域の枠を越えて支援者がチームを組まないと対応できないと感じています

- 当事者の家族にとっても，結婚は関心の高いテーマで，うまく結婚生活を続けている当事者の親御さんに来てもらって，体験談を話してもらえると，とてもよい情報提供になります。いまだに頭から結婚をあきらめている人がいますので，あきらめる必要はないことも伝えます

　若い男性では特に，性衝動が妄想的な体験と結び付いて，性に対し強い罪悪感を持っている人がいます。たとえば過去に電車で若い女性に触れてしまったことから，性犯罪で警察に手配されているのではと心配している人などです。もちろん満員電車で体が触れ合うのは日常的なことですが，自我障害があり，自分からわざと体を寄せていったと思い込んでしまっているわけです。

　性器に灼熱感を感じるなどの体感幻覚があり，自慰行為の後から体感幻覚が始まった場合など，性的な体験症状のある女性では支援者に相談できないで悩んでいることもあります。女性の場合はこうした体験は強い恥の感覚があって，誰にも話せず悩んでいることがあります。

　これらは病状と大きく関連してきますので，主治医が個人面接でじっくり話を聞くことが一番大切だと思いますが，打ち明けてもらえる機会はなかなかありません。たとえば，性にまつわる心理教育の中で，同性だけのグループになったときに，初めて本人が話し出せることがあります。打ち明けてもらえたときには，そうした体験

はしばしばみられることだと伝え，不安をやわらげた上で主治医に
相談してみることを勧めます。

文献
1）池淵恵美：統合失調症の個人面接ガイドブック．金剛出版，2023
2）池淵恵美：統合失調症は治りますか？　当事者，家族，支援者の疑問に答える．日本
　　評論社，2020
3）池淵恵美：こころの回復を支える精神障害リハビリテーション．医学書院，2019
4）池淵恵美：精神障害の社会モデル．精神障害とリハビリテーション 27：195-205，
　　2023
5）Ikebuchi E, Sato S, Yamaguchi S, et al: Does improvement of cognitive functioning by
　　cognitive remediation therapy effect work outcomes in severe mental illness? A sec-
　　ondary analysis of a randomized controlled trial. Psychiatry Clin Neurosci 71: 301-
　　308, 2017
6）Moritz S, Mahlke CI, Westerman S, et al: Embracing psychosis: a cognitive insight inter-
　　vention improves personal narratives and meaning-making in patients with schizo-
　　phrenia. Schizophr Bull 44: 307-316, 2018
7）池淵恵美：統合失調症の人の恋愛・結婚・子育て支援．精神神経誌 117：910-917，
　　2015

第 5 章

心理社会的プログラムの担当者になったら

──スタッフとしてのこころ構えと成長

スタッフとしての関わり方

1　2つの帽子をかぶろう

　あなたが心理社会的プログラムを担当することになったとき，まずは2つの帽子を持っている自分をイメージしてみてください。1つの帽子は参加者と対等なメンバーとしてのものです。いっしょにゲームを楽しんだり，手工芸に携わりながら，周りと気楽なおしゃべりを楽しんだりします。退屈を感じたり，疲れてきたな，と感じたりもします。そんなとき自然に，「ちょっと疲れない？」と周りに声をかけると，周りも気づいて「少し休憩しようか」となるかもしれません。プログラムの中で皆がどんな体験をしているかをいっしょに味わう役目です。

　もう1つの帽子は専門家としてのもので，プログラムの進行役を務めたり，周りに声かけをして皆がスムーズに参加しやすいようにしたりします。2つの帽子をかぶり分けるのは難しそうですが，慣れてくると両方の役割を並行して自然にこなすことができるようになります。そうなるとプログラムが終了して振り返ったときに，参加者がどう感じたか，プログラム全体としてどんな雰囲気だったか，目標は達成できたかを冷静に観察している自分がいます。

　こうした2つの帽子は，個人面接では「参与しながらの観察」として知られています。習熟すると相手と対話しながら共感したり，悲しい気持ちになったりするのと同時に，「相手のどういう言葉で悲しい気持ちが引き起こされたんだろう」と観察したり，分析したりできるようになります。精神療法や心理療法のトレーニングでは，1セッションの流れをセッション終了後なるべく正確に思い起

こして記録する作業が重視されています。慣れないうちは，自分の中の不安に気持ちが向いてしまって，相手の表情を思い出せなかったり，大事なやり取りが抜け落ちてしまったりしますが，徐々にやり取りを正確に思い出せるようになります。心理社会的プログラムでも同じで，初心者から「あんな楽しそうにゲームをしていたのに，ほかの参加者のことを事細かに観察していてびっくりした」という感想が聞かれるようになれば一人前といえるでしょう。

2 どこまで自己開示するか

2つの帽子のうちの1つは，ほかの参加者と対等のメンバーとしてのものと書きましたが，その役割の中で，どこまで自分自身のことを話す（自己開示する）ことが望ましいでしょうか。どのような治療理念に基づいているか，どんな設定で交流が行われるかによって，適切な自己開示の程度にはずいぶん差があるように思います。精神分析療法では，おそらく最も厳しく自己開示を制限しているでしょうし，アウトリーチのときに近くのお店でいっしょに食事する場合には，自分自身のことも話していくのが自然だと思えます。行われている治療が，リアルワールドとどれくらい明確な境界を作って行うものかにもよります。治療者と支援を受ける人がしっかりと2人の世界を作って，その中で起こることを治療に生かしていくのか，それとも支援者もリアルワールドの中の1人として，いっしょに生活を体験していくのかによって，境界の明確さは大きく異なります。

自己開示にもレベルがあることを知り，低度（たとえば好きな季節について話す），中等度（趣味について話す），高度（住所やEメールアドレスを伝える）をその場によって使い分けるスキルが支援者には求められます。慣れてくると治療が行われている場の暗黙のルールに合わせて最適な振る舞いができるようになりますが，新人がそこに気づけずにルールからはみ出してしまうことがあります。それでも振り返

りのときに先輩に指導されて，だんだん立ち位置が身に付いていきます。医療の現場では，中等度を超えた自己開示はまず行わないだろうと思います。初めのうちは「メールアドレスを教えてほしいといわれた」「彼氏はいるのと聞かれた」などの経験をして，戸惑うことがあると思います。そんなときに，その場の関係性を壊さずに，やんわり断るスキルが必要ですね。

 # 治療的集団の枠を守る役目

1　安心感のある場を作る

すでに心理社会的プログラムを走らせるプラットフォームの話をしました（→ p.108）。いってみれば家を建てるときの土台にあたるものですから，ぐらぐらしていたり，変更がしばしばなされたりしては，安定した家になりません。ただでさえ不安でいっぱいで，恐る恐る参加してくる人も多い中で，どうしたら安心感を持てるか，ということですね。たとえば「お金の貸し借りはやめよう」「宗教の勧誘はしない」など，ごく常識的なものでよいので，皆で共有できる決まりがあるとよいです。

2　ルールは皆で決める

主要なメンバーが不調でお休みしている，メンバー同士のあつれきに周りが巻き込まれているといったことも，大いに場の雰囲気に影響を与えます。周りは伏せようとしているが，自死したメンバーがいてうわさが流れている，カップルができて皆の前でも2人で

べったりしている，といったことも集団が嫌な雰囲気になります。そうしたあつれきが苦手な人は，黙って休んでしまうこともあります。新しいスタッフが入ってきて，まだなじめず落ち着かないこともあります。できればミーティングの場で，スタッフからルールを再確認したり，事情を説明したりして，「しかるべき対応をとっているので，だんだん落ち着いてくると思います」と話すのもよいと思います。メンバー同士のいさかいや密着，カップルについては，皆の意見を聞いてその上で，「プログラムの時間はそこに集中しましょう」と当たり前ながら大事な結論を皆で出すのも有効です。

3　リアルワールドに即したルールを作る

　だからといって，行動を縛りすぎるのは，せっかく皆がリアルワールドのシミュレーションとして集団を利用しているのに，校則だらけの学校みたいになってしまい逆効果です。メンバー間のEメールアドレス交換は禁止とか，プログラム終了後の付き合いは禁止ということもあるようですが，これらはやりすぎだと思います。これは前節の自己開示のところでお話しした，リアルワールドとの境界に関わってきます。境界の中では安心してこころの中を伝えられるようにするための工夫です。

　リアルワールドの中で支援をしていくような場合には，社会に出て行って，どういうときにEメールアドレスを伝えるのが安全か（どういうときはリスクがあるか）を学んでもらうことが大切で，トラブルを防ぐためにいろいろな交流を禁止するのは，せっかくの学習の機会を奪うことになります。最近はプログラムを通してつながりのある人たちが，プログラムの外でLINEなどのSNSでつながってうわさが乱れ飛ぶ，ウェブ上のいじめがあるという話を聞きますが，避けて通れないコミュニケーションの手段ですから，賢い利用の仕方を学んでいくのはとても大事だと思います。プログラム後の付き合いについては，参加者がどの程度社会経験がありコントロー

ルが利くかにもよるでしょうが，「皆で飲み会に行くのはやめましょう」など，治療中であることを念頭に，安全な行動を促すことはあります。これも皆で話し合ってルールを決めておけるとよいでしょう。

　こうしたプラットフォームは目にみえない中で多大な影響を治療プログラムに与えますので，スタッフはいつも目配りして，小さな穴でもすぐにふさぐようにこころがけます。

 # 集団活動のリーダー，コリーダー

1　リーダー，コリーダーの役割

　心理社会的プログラムを複数のスタッフで行うときには，表立って参加者に表明するかどうかは別に，リーダー1人と，複数人のコリーダーを決めておきます。何かあればリーダーが指示を出しますし，リーダーが中心メンバーの動きをフォローしているときには，コリーダーが周辺の人たちをフォローします。職位の上の人がいつもリーダーというわけではなく，若いスタッフも交代でリーダーを務めることで経験を積みます（本章Fも参照→p.176）。特に心理教育やSSTなどでリーダーが講師役を務めるような場合には，グループ全体の把握はコリーダーの大事な役目です。なお，参加者が中心になってプログラムを進める場合には，リーダーたちの役割は前述したプラットフォームの管理です。具合が悪そうな人，その場の流れから外れている人にも目配りします。

　プログラム中にリーダーがうまく動けなくなったとき，参加者の前でコリーダーに相談したり，コリーダーが助け船を出したりする

のは，コミュニケーションのよいお手本になるといわれています。皆の前で相談するのはちょっと勇気がいることですが，オープンに相談できるようにしていきます。

2　リーダーになるには

　リーダーになるためにはまずプログラムについての知識を身に付けます。論文や書籍での学習，研修会への参加が役立ちます。プログラムによっては対象となる精神疾患が定まっているので，その特定の精神疾患についての知識，特にプログラムによって改善を目指す障害(たとえば神経認知機能障害など)について学びます。どのプログラムにも共通しているのは，それまでに精神疾患の人を支援した経験がどれくらいあるかによって，座学で学んだ知識を実際の支援の場で使っていけるかどうかが変わってくることです。そのような経験から得た，当事者と安定した信頼関係を持つ力，標的となる障害のアセスメントを行う力，支援者仲間と連携してグループの運営をしていく力などは，どのプログラムを行う上でも基盤になる支援者としてのスキルです。ベテランでそうしたスキルをしっかり持ち，ほかの心理社会的プログラムを行った経験があれば，座学とビデオなどでマスターレベルの治療者のセッションを学び，同僚からのピアレビューを受けただけでも実施することができるでしょう。

　ただし SST，家族心理教育，認知機能リハビリテーションなど，所定の研修を受けることが推奨されているプログラム(エビデンスのあるプログラムは大体そうなっています)は，研修会を受けて実施の許可をもらいます。たとえば SST を例にとると，テキストの勉強 → 研修会への参加があれば実施できますが，スタッフ同士での練習やピアレビューを受ける，可能であればベテランのスーパービジョンを受けるなどして，支援者のスキルの質を担保します。そう考えるとどんなに早くてもリーダーになるのに 1 年くらいかかりそうですね。

まだ経験の浅い支援者の場合では，基盤になる支援者としてのスキルを磨きながら，特定のプログラムのスキルも学ぶことになります。そのため，先輩の実施しているプログラムに一参加者として当事者の立場に立って学び，さらに慣れてきたらコリーダーとして参加していくことが一番の実践的な学習法です。そうした恵まれた環境ではない場合は，すでに実施している施設を見学したり，治療者仲間でシミュレーショングループを行い，ピアレビューを受けるとよいと思います。学会に参加して，先行して実施している施設からの発表を聞くのも参考になりますね。どれくらいの時間が必要かは，個人差があるので具体的な数値を挙げるのは難しいですが，職場の皆からの承認が得られたら，ということでしょうか。

　所属している施設のほかのスタッフに，実施しようとしている（すでに実施している）プログラムの意義を理解してもらうことで，周りからの応援やプログラムの継続が可能になります。参加者に感想を書いてもらって公表したり，プログラムによってどんな変化が起こったかをまとめて紹介したり，参加者数が増えることで経営的なメリットもあることを強調したりする努力が大切だと思います。これもリーダーを務める上での重要なスキルです。

参加者がリーダーとなるときのサポート

　参加者が慣れてきたら，SST の手順を進める役を参加者にゆだねたり，スポーツのゲーム進行をお願いしたりすることが出てきます。役割を任された人にとっては，自信や意欲につながりますし，ほかの参加者も仲間を盛り立ててがんばってくれます。先にも触れましたが，参加者にリーダーを務めてもらうときは，スタッフは流

れがスムーズにいくように声をかけたり，その場で相談に乗ったりします。スタッフ「どうしましょうね，こういうのもありですか？」，（参加者の）リーダー「そうですね，それがいいですね」などと，なるべく決定は（参加者の）リーダーが下すようにします。そして集団全体の目配りは，スタッフがカバーするようにします。複数の参加者がリーダーを務めるときには，お互いがうまくコミュニケーションをとりながら進めていけるように気配りします。

Ｅ 集団への適応に困難のある人のサポート

　初めて集団に参加する人がいる場合，その人の社会機能にもよりますが，当然緊張していると思うので，スタッフがそばに座って話し相手になったり，何かあれば手助けできるように，近くにいて見守ります。そうしたスタッフの行動をみて，ほかのメンバーが話しかけてきてくれることもあります。

　そもそも集団が苦手な人の場合には，スタッフと1対1で関わることがしばらく続くこともあります。初めは集団とは別の場所，別の時間で，そのうちにだんだん集団の隅などで2人でいっしょに折り紙などをしていると，ほかのメンバーから声をかけてもらえるようになります。自閉スペクトラム症の人では，皆の活動とは別に，1人で静かにパソコン作業をすることに慣れると，就労につながる経験になります。そのうちにほかのメンバーからポスター作りを頼まれるなどのこともあります。そのときスタッフは橋渡し役として動きます。

スタッフのトレーニング

1　すでに施設でプログラムが実施されているとき

　スタッフのトレーニングとしておそらく一番効率がよいのは，すでに実施されているプログラムを初めは見学し，徐々に一参加者，コリーダーとステップアップし，リーダーを務めるときにはベテランがコリーダーとして入ってサポートするやり方です。グループの中でみているのと，実際にリーダーやコリーダーとしてグループを動かしていくのは，天と地ほど違いますので，初めは緊張すると思います。そのギャップを埋めるためには，スタッフが当事者役になって，シミュレーショングループをしてみるとよいでしょう。やり直しもできますし，先輩からのアドバイスもその場で受けられます。筆者が所属していた施設では，「陰の練習」と呼ばれていて，新人が先輩とともに時間外によく行っていました。

2　プログラムを初めて立ち上げる場合（第6章も参照→p.182）

　しかし，こうした恵まれた環境は少ないでしょうから，一般的にはまず論文や書籍で理論や技術を勉強するところから始めます。それから学会などの折に開かれる研修会に参加したり，近くにすでにプログラムを実施しているところがあれば，見学に行くことで体感したりします。その上で自分の施設の仲間とシミュレーショングループをやってみましょう。わからないことはまたテキストに戻ったり，熟練している人に質問したりして，疑問を解消します。

　実際にプログラムを開始したら，プレミーティングやポストミー

ティングを丁寧に行うことがとても役立ちます。リーダーがその日の流れを説明し，コリーダーは気づいたことを補足します。記録係などグループの外にもスタッフがいる場合には，全体の雰囲気や目についた当事者についてコメントします。初めはリーダーをこなすだけで精いっぱいで，ほかのスタッフからのコメントにより，その場では気づかなかったことがたくさんグループの中で起こっていたことに驚くかもしれません。誰でも初めはそうなのですが，徐々にリーダーをやりながら全体をある程度みることができるようになります。

　仲間で交代してリーダーを務め，相互研鑽するのは役立ちます。何しろ1人ではプログラムを動かしていくことはできません。信頼できるチームが重要です。そして努力をねぎらいながらも，ある程度忌憚のない意見交換ができるとよいでしょう。「今日は皆活発に意見をいっていたね」「何だかどんよりした感じで，途中トイレに立つ人が多かった」など，全体の雰囲気は，その日のセッションの出来栄えをよく反映しています。欠席者が多いかどうかも，厳しいけれど明確な評価です。

　もしチャンスがあれば，講師経験のあるベテランに，実際のセッションをみてもらうのはとても勉強になります（勇気がいりますけれど）。セッションをビデオに撮って（もちろん参加者の同意をしっかりとってから），それをみてもらうのも勉強になります。とはいえ，なかなかそういうことは実現できないでしょうから，プログラムに関与していない同じ施設のスタッフで，ベテランの治療者にみてもらうのもよいでしょう。自分たちでは気づかなかったことをコメントしてもらえます。参加者に率直にお願いして，セッションの感想を伝えてもらう手もあります。皆さんスタッフに気遣って，やさしいことをいってくれることが多いですが，当事者からの視点は貴重です。いずれにしても，恥ずかしさは棚上げして，外からのコメントをもらう努力をします。

3　思うようにできなくて自信をなくしたとき

　なかなか自分で思うようにやれず，周りの雰囲気も盛り上がらない，欠席する人が目立つなどで，プログラムを進めていくことをつらく感じたり，意欲を持てなくなったりなど，スランプの時期は誰にでも必ずあります。自分を責めないで，しばらくほかのスタッフに交代してもらったり，今一度研修会に参加してみたり，これまでのセッションの記録を振り返ったりする中で，手がかりがみえてきます。スタッフ個人の問題ではなくて，プログラムそのものの修正が必要であることも多いので，ミーティングでプログラムの流れを振り返って，皆で意見を出し合うことも大切です。面白いもので，治療グループにはうまくいく，いかないの波が必ずあるので，焦らないことも大切ですね。

　医療の現場では医師が管理的な役割をとることが多いと思いますが，心理社会的プログラムに理解がない，指示箋を書くなどの協力をしてもらえないといったことがあると大きな壁にぶつかってしまいます。医師の専門が薬物療法だったりすると，そういうことが起こりやすいでしょうか。看護部長，事務長，医局長など，管理的な立場の人とあらかじめしっかり話し合い，公的な運営会議などで実施を認めてもらえると，一安心です。学会発表や論文で，プログラムの効果を検証しているものがあれば，運営会議で紹介したり，資料を配ったりするのも効果的です。当事者のためのものであることを理解してもらえるかもしれません。そうしたことを実行するためにも，いっしょに動いてくれる「同志」が必要ですね。医師にあまり負担はかけないようにする工夫(たとえば指示箋を簡単なものにして，医師が処方箋を書くときにいっしょにお願いするなど)や，プログラムによる変化を簡潔にカルテに書いておくなどして，プログラムの情報を伝える努力をします。蚊帳の外になってしまわない配慮です。医師が担当する当事者がよくなっていることを，カンファランスなどの折に伝えるのも効果的と思います。そして医師の協力があればしっ

かり感謝します(SSTの実践！)。組織ならではの問題はいろいろあると思いますので，やはり仲間が一番大事だと思います。

4　参加する個々の当事者についての検討

　プログラムはグループで行っても，当然個々の参加者のリカバリーが目標ですから，プログラムに初めて参加するときには，あらかじめその人の概要(カンファランス用の入院時サマリなど)を皆で読んで，参加の目標や，どんな反応が予想されるか，当事者はどんな希望を持って参加しているかなどを確認します。またプレミーティングやポストミーティングでも，何か個人の情報があるときにはスタッフで共有します。必要があれば主治医などの関係者に情報を伝えます。こうした細やかな，個人に焦点を当てた姿勢を学ぶことで，新人は大きな成長が得られること間違いなし，です。

5　グループへの波長合わせ

　忙しい外来などから急に心理社会的プログラムに参加して，皆がゆったりとお互いの1週間の出来事を話しているところに入っていくと，何だか別世界に来た気持ちになってしばらく落ち着かないかもしれません。ほかの人の話に耳を澄ませているうちに，だんだんとペースがつかめてきて，皆の雰囲気に乗れるようになります。ベテランになると，この切り替えが早くなります。いずれにしても普段忙しい部署の仕事をしているスタッフは，意識してそれぞれのプログラムの持っている雰囲気に合わせていくことが大切です。

第 6 章

実際にプログラムを
立ち上げて
運営してみましょう

本章では，新しいプログラムの立ち上げ，準備，実施，振り返りまでの流れを紹介したいと思います。心理社会的プログラムを運営していくためには記録やセッション前後の準備が大切ですし，個人記録などは診療報酬を請求する上で必要ですが，それだけではなく改めて流れを振り返り，よりよいプログラムにしていく上でも役立ちます。そうした，継続して実施していくにあたって必要な事柄を具体的にお伝えします。

新たなプログラムの立ち上げ

　当事者の社会参加を検討する中で，新しいプログラムが欲しいと思う動機は，論文や研修会などで学んで取り入れたい，治療の向上を図るために研究的に取り組んでみたいなどいろいろあると思います。第2章，第3章で詳しく述べましたが，それぞれの心理社会的プログラムは，2つの軸によって分類することができますので，どんな活動を行うことになるのか，集団のサイズはどれくらいがよいのか，実施していく主体は誰が担うことが望ましいかを考えます。そしてそれに沿って「参加者としてどのような人たちを想定しているか」「プログラムをやることによって何が得られるか」を考えて，その後具体的な実施場所，実施スタッフ，必要な物品などを決めていきます。

①まずは仲間を募って，取り入れたプログラムについて論文，他施設の見学，研修会などで勉強します。
②職場のシステムに沿って，まずは直属の上司に希望を伝え，同意が得られれば意見を上げてもらい，運営会議で検討を開

始することを決定してもらいます。職場のオピニオンリーダーを巻き込むこともできたらやっていきます。

③新しいプログラムを立ち上げる担当者を決めてもらい，スタッフ，実施場所，実施曜日，参加者数の見込み，収入や効果の見込みを相談して，再度運営会議で実施の決定をしてもらいます。

\ 💡ポイント! /

もちろん収入をしっかり得られれば一番よいのですが，今の診療報酬体系では，心理社会的プログラムはおおむね低い点数しかついていないか，中には全く点数がついていないものもあります（家族心理教育など）。ですから精いっぱい収入を得る努力をすることをアピールするとともに，収入以外に大事なものが得られることを経営に携わる人や管理職には強調します。当事者のリカバリーによい影響がある，家族との関係が改善する，参加するスタッフのスキルが上がり，当事者への対応が上手になるなどを，既存の効果研究などを紹介しながら伝えるのが効果的だと思います。

④病棟師長，事務長，外来責任者，医局長など関係部署にもよく説明します。
⑤プログラムへの参加を呼びかけるポスターを貼り出したり，主治医に頼んだり，参加者のリクルートをします。
⑥参加者が集まったら，いよいよ開始です！

　ご覧の通り，新しいプログラムを立ち上げるのはなかなか大変です。ここまでですでに「お疲れ様」かもしれません。やはり1人では難しいので，仲間が大事ですね。準備が大変ですが，日本は根回し社会なので，関係者1人1人に面倒がらず丁寧に説明しておくと，あとがやりやすくなります。

医療の現場では，ほとんどの治療が医師の指示によって行われる形になっていますので，主治医に当事者のプログラム参加の承認を得る手続きは必要です。承認なしで行った場合，医師と実施スタッフの関係が壊れてしまったり，プログラムの中でトラブルがあった場合，大きな問題になってしまうでしょう。第5章で，医師が協力してくれない場合の対策を書きましたので参照してください（→ p.178）。少なくとも消極的賛成を取り付ける必要があります。

 ## 開始までの準備

①あらかじめ医師に指示箋を出してもらい，どんな人が参加するかをつかんでおきます。できれば入院時サマリなどから，病歴や家族の状況を確認します。また主治医や受け持ち看護師に，プログラム参加にあたり留意すべき情報や，どんなことを期待して参加するのかについて聞いておきます。

②プログラム参加のルールを決めておきます。「疲れたら，一言断ってから抜けてください」「ほかの参加者の話は最後まで聞きましょう」「ほかの人を批判することはやめましょう」「個人的な話─病状であったり，過去の経歴であったり─は，グループの外には持ち出さないでください」などです。プログラムを実施する場に貼り出してもよいと思います。

③参加してほしいと思っている当事者と面談し，プログラムについて説明します。その上で本人がどんなことを期待しているか，どういうことが心配かなど，聞いておきます。

④当事者には部屋をみてもらったり，場合によっては他で実施した様子を録画でみてもらうなど，なるべく情報をしっかり

伝えて，本人が選択できるようにします。すでに実施されているプログラムであればそれを見学してもらい，その上で参加したいかどうか決めてもらいます。2回見学してから決める，といったルールを決めている場合もあります。

⑤当面のプログラムの予定，スタッフの役割分担(たとえばリーダーは誰が担当するか，カルテ記載は誰が行うかなど)を決めておきます。
⑥可能であれば，部屋に飾る花や，お茶とお菓子を準備します。参加してくれた人への歓迎の気持ちです。
⑦心理教育では，ハンドアウトを準備し，参加者が書き込んだり，持ち帰ってもう1度確認したりすることができるようにします。ほかにも手工芸であれば材料や作り方のテキスト，色紙や工作用具など，認知機能リハビリテーションであれば必要なソフトを搭載した人数分のパソコンを用意します。
⑧実施する部屋へ行き，騒音は大丈夫か確認し，ホワイトボード，机，いすの配置を考えておきます。

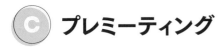

C プレミーティング

　プログラムを実施する前に行うスタッフミーティングです。プログラムの内容や参加人数，スタッフの習熟度にもよりますが，20〜30分程度が現実的に取れる時間ではないでしょうか。

①当日の開始までの流れをスタッフ全員で確認します。
②当日のスタッフの役割分担を確認しておきます。
③参加予定者の情報があればスタッフ全員で共有します。たとえば「昨日外泊から帰ってきて，かなり疲れている様子だった」など。
④リーダーを担当するスタッフが，その日のセッションの予定を紹介します。その中でコリーダーに依頼したいことを伝えます。調子が悪い人がいたら，誰がフォローするかを決めます。あらかじめ内容を決めておいても，セッションは生き物ですから，思いがけない展開になることもしばしばです。それでも一通り計画を立てることで，大事なことを伝え忘れることがないようにします。

D ポストミーティング

　プログラム実施後にスタッフ全員で振り返りをします。スタッフ

の習熟度にもよりますが，15〜30分程度が目安と思ってください。

①まずはリーダーからその日の実施内容を一通り話してもらいます。グループの雰囲気はどうだったか，どんなことを実施したか，参加者の反応はどうだったかなどです。コリーダーは気づいたことを補足します。誰でもそうですが，みるのと実際にやるのとでは大違いで，リーダーは大きな負担にさらされます。ですからリーダーを批判することは避け，うまくいったことやよかったと思うことをまずは取り上げて，次回への課題として「こうするともっとよかったかも」を伝えます。SSTでのフィードバックといっしょですね。
②参加者1人1人の様子を皆で確認し，必要があれば主治医や受け持ちスタッフに報告します。
③次回の内容や担当者を決めておきます。

 # 集団の記録

　診療報酬を請求するためには必須の書類で，参加者，参加スタッフ（特定の職種が参加していることがわかるようにする），実施時間（診療報酬を計上するには何分以上という規定がある）が書かれ，さらにグループの雰囲気，実施内容，特記すべき個人の様子がわかるようにします。人手に余裕があれば，記録係のスタッフがセッションを見学しながら作成します。そうした詳細な記録は振り返りのよい手がかりになりますので，始めたばかりの方にはぜひお勧めしたいと思います。

F 個人記録

　個人カルテに，参加時間と参加内容がわかるように記載します。電子カルテであれば，テンプレートを作っておき，テンプレートに沿って必要事項を記入すると，書き漏らしがなく便利です。当事者の調子に影響がありそうなことや，主治医，受け持ち看護師に伝えておいたほうがよいと思われる特記事項を記入します。たとえば，「しばしば母親とけんかして大荒れするので，母親に謝りたいといい，その練習をした」など。

G 参加者数・病名などの記録

　統計をとっておくと，順調なとき，壁にぶつかったときなどにその理由を検討でき便利です。たとえば，参加者が減ってきているときに統計を利用して，対策を練ることができます。上層部への成果報告にも，具体的な統計は有用です。スタッフにとって大切なエビデンスですので，1クール終わったら統計をとっておきましょう。

　ここまで，心理社会的プログラムについて，概要や実施方法を学んでいただきました。実施の準備はできていますか？
　さあ，心理社会的プログラムを楽しんでください。

こんなとき，どうする？
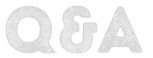

目標ややりたいことがみつからない人（乗り気でない，ひどく受動的，無関心，拒絶するなど）にデイケアを進めるときに，うまい誘い文句はありますか？

デイケアに限らず，自宅に引きこもっていて一歩外に踏み出すことが難しい人には，社会参加の動機が持てない理由があります。たとえば，以下のようなものです。

- 親からのネグレクトなど，基本的な信頼体験を経験してこなかったために，他者への安心感が持てない。また自己価値感が低く，希望の持てる目標がない
- これまでの生活の中で，いじめをはじめつらい体験をしてきたために，社会参加への強い不安がある
- 家庭内でのあつれきに縛られて，外の世界に目が向けられない
- 重い陰性症状があり，将来を目指す意欲が持てない人の中には，どうせ自分はまた失敗するといった「敗北者の信念（defeatist beliefs）」がある
- パニック発作，強迫症状，被害妄想などに縛られて自宅で悪戦苦闘しており，外の世界に出ていくことができない
- うつ病や統合失調症などの病的な世界からの回復後も，十分に意欲が戻らなかったり，周囲への被害的な見方が残ってしまったり，仕事や家庭を失ってしまって，生きる希望が持てない

このように，幼児期からの逆境や，恵まれない生育歴，発症したことによる影響などによって，外の世界に出られなくなっている人たちがたくさんいます。こうした挫折感や希望の持てなさを理解しようとすることで，当事者の人たちは初めてわかってもらえたと感じるようです。そうしたことを本人から話してくれることは少ない

（本人自身が自分のこころの中に気づいていない）ので，支援者が少しずつ本人の思いに気づいて共有していく作業が必要になります。そしてまずは支援者と近所に外出してお茶をいっしょに楽しんだりする経験を通して，今まで閉じこもっていたところから外の世界とゆっくりつながっていきます。デイケアも初めはプログラム終了後に1対1のお茶会などから始めて，皆が集まるときに支援者といっしょにちょっとすみに座ることなどから始め，自分だけの世界 → 支援者と2人の世界 → デイケアというリアルワールドのシミュレーションの世界へと，ゆっくり慣れていきます。初めはいっしょにゲームをしたり，散歩もよいですね。

　今の診療報酬の体系ではこうした支援者の活動に対してなかなか診療費が支払われないので(つまり職場で実施しにくい)，親御さんが心労で睡眠障害を抱えてしまう場合があります。そのときは親御さんに睡眠導入薬を投与する傍ら訪問看護を行って，徐々に本人とのつながりをつけていくなど，現場では四苦八苦しています。でも，あれほど硬い表情で拒絶していた当事者が，訪問を続けると笑顔をみせてくれるようになるのが，何よりの報酬ですね。

Q2　「当事者に好意を寄せられた」「妄想を持たれた」「ほかの支援スタッフにはいわないでほしいと秘密を打ち明けられた」ときは，どのように対応したらよいでしょうか？

　「さあどうしよう」と困ったときは，その場で対応せず「ちょっと考えてみます」と持ち帰って，ほかのスタッフに相談しましょう。自分だけで解決するのは避け，必ずチームで共有するようにします。だいたいどの職場でもそうしたことは経験済みですから，その

職場のやり方に沿って対応するほうが治療の場を守っていく上で望ましいです。皆で考えても迷うときにはカンファレンスを行って，これまでの状況や当事者の特徴をよく整理して，集団の枠を守ることと当事者の利益とのバランスを考えて，対応を決めます。

　それから，集団プログラムに参加してもらうときには必ず，「連携してプログラムを実施していますので，スタッフの間では参加者皆さんの情報を共有します」としっかり説明しておきます。

> ### Q3　急性期病棟で行った心理教育を慢性期病棟や退院後につなぐために行える工夫はありますか？

　個人個人でずいぶん違うと思いますが，急性期ではまだ余裕がなく，集中して学ぶことはなかなか難しいです。急性期病棟での心理教育は，プログラムの内容についてしっかり学んでもらわなくても，参加者が1つでも2つでも印象に残っていることがあればよしと考えます。スタッフや仲間と同じ立ち位置で学習が行われているという体験そのものが大切だからです。同じような苦労をしている仲間がいることに気づいたり，回復して退院していく人たちの話を直接聞いたりしたことは，慢性期や退院後にも息づいていて，次の心理教育プログラムに影響を与えます。そこではじっくり病気や症状との付き合い方を考えたり，先々の目標が持てるようになり，新たな行動を起こしていくことにつながります。

Q4 心理教育に対して，それが必要な人ほど抵抗を示したり，軽視したりしがちな気がします。どうしたら積極的に関心を持ってもらえるでしょうか？

　支援者が心理教育で学んでほしいと思うのは，しばしば怠薬する人であったり，症状があっても精神疾患によるものという理解がないなど，**COLUMN**（→ p.88）で説明した病識の問題がある場合ではないかと思います。そういう人たちは周りから「あなたはこころの病気で具合が悪いのだから，ちゃんと治療を受けましょう」といわれても，「自分を病気扱いする」「わかってもらえない」「薬漬けになるから飲みたくない」などとますます反発します。まずは本人の体験の中にいっしょに入って本人の苦労に共感したり，どうしたら症状とうまく付き合えるかを考えたりすることで，支援者が当事者と同じところに立っていると感じてもらい，安心して思っていることを話してもらえるようになることが出発点だと思います。それまでは自分の体験（本人にとっては実際に体験している）を症状だと決められて否定される，相手にしてもらえない，卑下されているなど，怒りや悔しさを感じていることがほとんどです。そこでわかってもらえたと感じると，それまで自分の考えに固執していた人も，支援者にこころを開くようになります。そんなタイミングで，いっしょに心理教育プログラムをのぞいてみると，自分と同じ体験を語っている人がいることに気づくようになりますし，「薬で楽になった」という経験者の声も耳に入ってきます。自分一人ではないと知ることで気持ちが楽になり，心理教育プログラムにも関心を示してくれるようになると思います。被害感情・嫉妬などは一般人でも起こりますし，自分の見方を変えるのはなかなか大変ですが，仲間のグループの中で徐々に違う見方も受け入れられるように変わっていくことがあります。そういうときが心理教育プログラムに参加するチャンスですね。

Q5 支援に関して，当事者，家族，医師，メディカルスタッフの間で意見が割れてしまうのですが，どのように対応したらよいでしょうか？

　それぞれ視点が違い，持っている情報が違うと，方針も異なることは当然起こります。まず普段からの情報交換をこまめに行って，職種による情報の偏りを減らすことが大事です。どこの部署でも朝夕のミーティングがありますね。そのときに何か気づいたところを共有していきます。特に夜勤のスタッフからの情報は宝の山で，昼間はみられないようなことを知ることができます。眠れないのは具合が悪いときですし，疲れてこころの防衛がもろくなっていたり，家族が恋しくなったりします。お年寄りではせん妄が起こりやすくなります。

　それでも，経験や専門的な知識や治療観によって方針がそれぞれ違ってくることがあります。できれば各職種が対等に，それぞれの方針のメリット・デメリットを説明して（そうはいっても専門知識の豊富な医師や，数の多い看護師に押されてしまうことが起こりがちですが），皆が合意できれば一番よいですが，最後は主治医，もしくは受け持ち担当者（どの職種でもなることができます）と当事者の意見を尊重して決定していくなど，1つのチームである以上，方針決定のやり方を明確にしておきます。主治医や受け持ち担当者は当事者との面談を定期的に行うことが普通ですから，当事者の内面も熟知しているし，治療的な介入の窓口になるからです。そして一度決まったら皆でそれに沿って力を合わせます。チームリーダーが決まっていれば，最後はリーダーが決断することもあるでしょう。当事者の病状によって，どの程度当事者に決定をゆだねるかは異なると思います。段階を踏んで徐々に当事者に決断をゆだねていくことが理想です。

プログラムでは，個人情報の取り扱いはどうしていますか？ 同意書，誓約書は必要ですか？ たとえばデイケアのイベントで写真撮影をしてよいかどうか，集団での心理教育や服薬教室などで症状やどんな薬を内服しているかほかの人と共有してよいか悩みます。

　最近では個人情報保護の考え方が当たり前になっていますし，それぞれの職場でも細かい取り決めがあるのではないでしょうか。スタッフが下案を作り，コミュニティミーティングで話し合ってもらってOKとなったら，掲示するなどして皆が新しいルールをわかるようにします。

　たとえば卒業式の記念に写真を撮りたいときなど，参加予定の人全員に訪ね，顔を出す人，後ろ姿だけの人，全くカメラに入れない人など，個人の希望に沿って対応します。そう書くと大変そうですが，「写真を撮りますよー。写りたくない人は端に寄ってください」などと声かけすれば大丈夫です。そして写真は，基本的にスタッフと参加者のみがみられるようにします。個人の希望で，持ち帰って家族にみせるのは，許容範囲ではないかと思いますが，家族会でイベントの写真を回覧したりすると，「親にそこまで知られたくない」という人もいますから，やはり事前に当事者の意見を聞いておくほうがよいと思います。

　携帯電話にはカメラ機能がついていますので，配慮の足りない人が病棟内の写真をSNSにアップするアクシデントが最近は時々起こります。入院生活をブログにして毎日アップしている人もいました。レポーターのように，保護室を写真にとってアップした人もいます。いずれにしても病棟内での写真撮影は全面禁止のほうが無難ですし，デイケアなどでもお互いの合意があるときのみOKなどの決まりを作ります。電話の使用も決まった場所のみOKとして

いる医療機関がほとんどではないでしょうか。保護室の様子が通路からみえないように，スクリーンを置いたり，部屋の内側に入院者の名前を掲示したりする配慮も必要です。

　心理教育やSSTなどのグループで共通している約束ごとは，「グループで話された個人情報は外に持ち出さない」です。プログラムを始めるときに参加者に話して了解してもらいます。グループで得られた知識や対処法について「幻聴が苦しくなったら，こんなふうに対応しているという話を聞いて，なるほどと思ったわ」などとグループの外で語ることはもちろん自由ですが，「○○さんの家ではこんなことがあるんですって」といった個人に関わる情報はNGです。グループで話されたことを支援者が同僚とエレベーターの中で話していて，乗り合わせた当事者からあとで苦情が寄せられたこともありました。

　たとえば新しく就労移行支援事業所に通うことになり，紹介状の作成を依頼されたときには，どのような情報を提供してよいか当事者の了解を得るようにします。もちろん守秘義務をこちらも情報提供を受ける側も守ることを伝えます。知らないうちに周りの人たちが自分の入院したときの病状を知っていたとしたら，とても怖いだろうと思います。

　いろいろな職種の実習生が治療の場の見学に来ることがありますが，あらかじめ個人情報を持ち出すことは厳禁とします。カンファレンスの用紙はその場のみとし，診察の見学やカルテの閲覧は事前に当事者に説明して同意してくれた人のみに限ります。レポートも個人情報を抜いて作成してもらいます。こうした実習に伴う行為については，当事者に実習が始まる前に包括して説明し，同意が得られた旨をカルテに記載します。どの職種の勉強をするかで，見学のみか，血圧測定などを行うのか，面接に同席するのかなど異なりますので，それぞれの職種に合わせた対応が必要です。実習生はそうしたルールを守ることを誓約書に書いて提出します。また最近はあらかじめ麻疹などのウイルス抗体価を図り，低い人には予防接種を

義務付けているところも増えています。

Q7 IT を利用した新しい心理社会的プログラムに関心が
あります。対面との違いはどのような点にありますか？

　IT を利用したプログラムが増えてきています。特に新型コロナ
ウイルス感染症の流行以後，自宅にいて実施できる，夜間など希望
の時間帯でやれるなどの利便性から，世界的に広がり，次のような
新しいプログラムがどんどん開発されています。

①Zoom などを用いたリモートトレーニングや心理教育
②チャット機能や E メールを利用したカウンセリング，精神療法
③チャットボット（AI）による認知行動療法
④心理教育や認知行動療法のテキストを自習できる形のプログラム
　にして，オンライン上でアクセスして利用
⑤メタバース空間でアバターを用いて，双方向のコミュニケーショ
　ンを行う心理教育
⑥ゴーグルなどでバーチャルな空間を体験しながら，その場にいる
　感覚での SST
⑦当事者がイヤホンを装着し，あらかじめ聴取した当事者の幻聴を
　治療者がまねて話しかけ，幻聴への対処を練習する。
＊　⑥⑦は治療者と当事者が同じ場所にいて行う。

　これらの方法は，当事者にとっては移動しなくてよい，匿名で参
加できるなどのメリットがあり，治療者にとっても自宅でできる，
省力化が図れるなどのメリットがあります。一方で，次のような点
には注意が必要です。

- IT機器を所持していて，扱いに慣れている必要がある。貧困のため利用できない可能性がある
- 対面と異なり，相手の感情表出についての情報が不十分で，視線が合っているかどうかもわからない
- 対面と異なり，支援者と当事者の間で感情的な交流が起こってくる可能性は低くなる。したがって精神（心理）療法として考えると，不十分なものになりやすい
- 仲間と同じ時間と空間を共有して，情報交換したり共感し合ったりすることが難しく，どうしても対面と比べると一体感が薄くなる
- どこまで学習しているか把握しにくいので，終了後の小テストやレポートなどで，確認する必要がある
- 匿名である場合，得られる情報の信憑性の裏付けが不十分。チャットで相談していたら「死にたい」などの発言が増えたからといって，オンラインでの面接を提案すると，匿名性が確保できなくなるので，それ以後反応が途絶えてしまうことが多い
- 自殺企図の恐れなど，緊急時にはすぐ訪問できる体制が必要
- 当事者側も治療者側も，自宅で実施する場合にはカメラを通してプライベートな生活がみえてしまったり，そばにいる家族に話の内容が聞こえたりすることがあり，配慮が必要

　以上のような点については，先行研究に学んで対策を考えておくことが有用です。これらの効果研究は，対面と比較した非劣性試験 * が主体で，対面と同等の効果という結果がまだほとんどです。どういう人に向いているのか，実施の際の留意点などは，今後，知見が増えていく中で明らかになってくるでしょう。

＊　既存のスタンダードな治療と比較して，効果が少なくとも同等であることを確認する治験。

　最後まで本書を読んでくださってありがとうございます。皆さんの普段の臨床に役に立ちそうでしょうか。ここではなぜ筆者がこの本を構想したか，きっかけになる出来事を紹介して，本書をどのように役立てることができるか考えてみます。

　筆者は最近統合失調症の長期予後について論文[1]を書く機会があり，多くの文献に目を通す中で，いくつか気づいたことがあります。

- 初発から5年程度の短期または中期では，以前よりもよい回復が得られるようになっている。ただし，精神症状，対人交流，社会機能はそれぞれ相対的に独立した回復[2]をたどるので，薬物療法だけでは十分でなく，個人精神療法や心理社会的プログラムが必要である。

- 20年以上の長期予後になると，精神症状，対人交流，社会機能がいずれも回復する客観的リカバリーは，薬物療法がまだ行われていなかった時代からの100年間を通して，大きく増加しているとはいえない[3]。ただし明らかな荒廃状態は減り，パーソナルリカバリーと呼ばれる，個人の人生のリカバリーを果たす人は増えており，社会制度の向上やスティグマの減少が影響していると思われる。

- もともと中枢神経機能の脆弱性がある，妊娠時のウイルス感染，生育環境が逆境であったなどの不利な条件があって，発症前から社会適応が低い人たちは，発症前後でさらに適応が悪くなり，リハビリテーションなどで一時的に回復しても，長期予後でみると社会適応が低い状態で推移する[4]。もともとの不利な条件は1つ1つのエフェクトサイズが小さく，いくつもの条件が重なったと

きに発症へと至るが，そのために有効な支援が難しい。

● 不利な条件により避けがたい社会適応の低下がもたらされるという宿命的な経過だけではなく，群馬大学の「生活臨床」グループがかつて提示[5]したように，主体的な価値意識を持ちつつ人生を歩む人たちを支援する[6]ことによって，客観的リカバリーにもパーソナルリカバリーにも影響を与えることが可能と思われる。

　このようにみてくると，抜本的な治癒に至る治療が開発されていない中で，当事者の人たちが納得のいく人生を送れるようになるためには，社会生活の支援すなわち心理社会的プログラムと，主体価値の発展を支える個人精神療法[7]，そして当事者と周囲の環境とがミスマッチであれば，社会の在り方をより当事者が生きやすいものへと変更していく社会モデルの実践が，今私たちができる支援であると思います。

　本書では，統合失調症に限らず臨床の現場でどのような心理社会的プログラムを行うとよいか，なるべく現実に近づけて紹介しています。また，いろいろなプログラムに共通する運営のエッセンスや，スタッフの関わり方についても，これまでの筆者の経験をもとにまとめました。これまでに類書のない内容であると思いますので，ぜひ実践の現場で活躍している方々に利用していただいて，ハンディを背負って人生を始めた人たちが豊かな人生を経験できるように支援していただければと願っています。いっしょに前に進んでいきましょう。

2024 年 2 月
机の上のひだまりで昼寝をむさぼっている猫たちを眺めながら

池淵恵美

＊…本書は医学書院の小藤崇広氏の綿密で示唆に富むコメントのおかげで，ずいぶんと読みやすいものとなりましたので，最後に改めてお礼を申し上げます。小藤氏との2人3脚で出来上がった本であると思っています。また，かつて帝京大学病院でいっしょに働いていた2人の仲間（渡邊由香子氏，金田渉氏）には，原稿でわからないところ，解説が欲しいところを指摘していただき，独り善がりにならずに済みました。お忙しい中本当にありがとうございました。

文献

1）池淵恵美：統合失調症の長期予後．精神経誌 125：657-669，2023
2）Carpenter WT, Strauss JS: The prediction of outcome in schizophrenia. IV: Eleven-year follow-up of the Washington IPSS cohort. J Nerv Ment Dis 179: 517-525, 1991
3）Jääskeläinen E, Juola P, Hirvonen N, et al: A systematic review and meta-analysis of recovery in schizophrenia. Schizophr Bull 39: 1296-1306, 2013
4）Velthorst E, Fett AKJ, Reichenberg A, et al: The 20-year longitudinal trajectories of social functioning in individuals with psychotic disorders. Am J Psychiatry 174: 1075-1085, 2017
5）臺 弘（編）：分裂病の生活臨床．創造出版，1978
6）Kasai K, Fukuda M: Science of recovery in schizophrenia research: brain and psychological substrates of personalized value. NPJ Schizophr 3: 14, 2017
7）池淵恵美：統合失調症の個人面接ガイドブック．金剛出版，2023

ゴシック体は主要説明項目の頁を示す.
頁数の後ろの「図」「表」は,該当頁の図,表を指す.